新农村

防病知识丛书

心理健康

第2版

主编 郑 宁 胡跃强

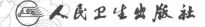
人民卫生出版社

图书在版编目（CIP）数据

心理健康 / 郑宁，胡跃强主编 . —2 版 . —北京：
人民卫生出版社，2020
（新农村防病知识丛书）
ISBN 978-7-117-30106-0

Ⅰ.①心… Ⅱ.①郑…②胡… Ⅲ.①心理健康 – 健
康教育 Ⅳ.①R395.6

中国版本图书馆 CIP 数据核字（2020）第 097781 号

人卫智网 　www.ipmph.com 　医学教育、学术、考试、健康，
　　　　　　　　　　　　　　　购书智慧智能综合服务平台
人卫官网 　www.pmph.com 　人卫官方资讯发布平台

新农村防病知识丛书
心 理 健 康
第 2 版

主　　编　郑　宁　胡跃强
出版发行　人民卫生出版社（中继线 010-59780011）
地　　址　北京市朝阳区潘家园南里 19 号
邮　　编　100021
E - mail　pmph @ pmph.com
购书热线　010-59787592　010-59787584　010-65264830
印　　刷　三河市宏达印刷有限公司（胜利）
经　　销　新华书店
开　　本　850×1168　1/32　印张：3　插页：2
字　　数　70 千字
版　　次　2010 年 1 月第 1 版　2020 年 7 月第 2 版
　　　　　2020 年 7 月第 2 版第 1 次印刷（总第 3 次印刷）
标准书号　ISBN 978-7-117-30106-0
定　　价　20.00 元

打击盗版举报电话：010-59787491　E-mail：WQ @ pmph.com
质量问题联系电话：010-59787234　E-mail：zhiliang @ pmph.com

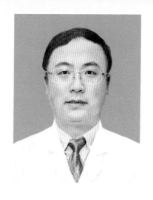

郑宁，现任浙江省金华市人民医院超声介入诊疗中心副主任，主治医师，金华市青年科技奖获得者，金华市321人才。主持浙江省卫生厅A类科技项目1项，金华市科技局重点科研项目3项；参与省市级科技项目5项；获得浙江省医药卫生科技奖2项，金华市科技进步奖3项。以副主编或编委身份参编图书8册，已由人民卫生出版社、浙江科技出版社等正式出版。在核心期刊上发表专业论文12篇。

主编简介

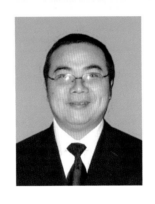

　　胡跃强,现任浙江省金华市疾病预防控制中心健康教育所所长,主任医师,金华市医院健康教育协会副主委,浙江省健康促进与教育协会委员,浙江省国家卫生城市检查专家库成员,金华市高级职称评审专家库成员,金华市健康素养巡讲讲师团成员,金华市公安局特聘讲师。近10年来作为项目负责人,3项课题由金华市科技局立项,在《中华流行病学》等杂志发表论文30余篇。

《新农村防病知识丛书——心理健康(第2版)》
编写委员会

主　审　李　枫　郑寿贵

主　编　郑　宁　胡跃强

副主编　黄礼兰　翁美珍

编　委　(按姓氏笔画排序)

　　　　王会存　严瑶琳　汪松波　郑　宁

　　　　胡跃强　翁美珍　黄礼兰　潘莹莹

插　图　吴　超　郑海鸥

健康是群众的基本需求。党的十八届五中全会上，党中央提出了"推进健康中国建设"战略。可以预见，未来5年，我国将以保障人民的健康为中心，以大健康、大卫生、大医学的新高度发展健康产业，尤其是与广大农民朋友相关的基层医疗卫生，将会得到更快速的发展。在农村地区，发展与农民相关的健康产业，将大有可为。农民朋友也将会进一步获益，不断提升健康水平。

健康中国，必将是防与治两条腿一起走路的。近年来，随着医疗改革进入深水区，政府投入大量财力以解决群众"看病难、看病贵"的问题，使群众小病不出社区，方便就医。其实，从预防医学的角度来看，病后就诊属于第三级的预防，更有意义的举措应该是一级预防，即未病先防。而一级预防的根基就在于群众健康意识的提升，健康知识的普及，健康行为的遵守。农民朋友对健康的需求是日益迫切的，关键是如何将这种迫切需求转化为内在的动力，在预防疾病、保障健康上作出科学的引导。

这也是享受国务院特殊津贴专家的郑寿贵主任医师率队编写此套丛书的意义所在。自2008年起，该丛书陆续与读者见面，共计汇编18册。时隔8年，为了让这套农民朋友喜闻乐见的健康读本有更强的生命力，人民卫生出版社特约再版，为此，郑寿贵主任召集专家又进行了第2版修订，丰富了内容，更新了知识点，也保留了图文并茂、直观易懂的优点，相信会继续为农民朋友所喜欢。

呼吁每一位读者都积极参与到健康中国的战略实施中,减少疾病发生,实现全民健康。

浙江省卫生和计划生育委员会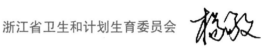

60多年前,世界卫生组织(WHO)就提出了健康三要素的概念:"健康不仅是没有疾病或不虚弱,且是身体的、精神的健康和社会适应良好的总称。"1989年,WHO又深化了健康的概念,认为健康包括躯体健康、心理健康、社会适应良好和道德健康。1999年,80多位诺贝尔奖获得者云集纽约,探讨"21世纪人类最需要的是什么",这些人类精英、智慧之星的共同结论是:健康!

然而,时至今日,"没有疾病就是健康"仍是很多农民朋友对健康的认识。健康意识的阙如,健康知识的匮乏,健康行为的不足,使他们最易遭受因病致贫、因病返贫。

社会主义新农村建设是中国全面建设小康社会的基础。"要奔小康,先保健康",没有农民的健康,就谈不上全国人民的健康。面对9亿多农民的健康问题,我们可以做得更多!

为满足农民朋友对健康知识的渴求,基层卫生专家们把积累多年的工作经验,从农民朋友的角度出发,陆续将有关重点传染病、常见慢性病、地方病、意外伤害等农村常见健康问题编写成普及性的大众健康丛书。首先与大众见面的是该套丛书的重点传染病系列。该丛书以问答的形式,图文并茂,通俗易懂,相信一定会为广大农民朋友所接受。

我们真诚地希望,这套丛书能有助于农民朋友比较清晰地认识"什么是健康""什么是健康行为""常见病如何预防""生了病该如何对待"等问题,从而做到无病先防、有病得治、病后康复,促进健康水平的提高。

拥有健康不一定拥有一切,失去健康必定失去一切!

中国工程院院士 李兰娟

健康不仅仅是没有疾病或虚弱，而是身体、心理和社会适应的完好状态。心理健康是指心理的各个方面及活动过程处于一种良好或正常的状态。心理健康的理想状态是保持性格完美、智力正常、认知正确、情感适当、意志合理、态度积极、行为恰当、适应良好的状态。心理健康和生理健康同样重要，一些来自学习、工作、生活上的压力，还有人际关系的羁绊，都有可能影响我们的心理健康。

调查研究数据表明在广大的农村地区，心理健康的知识还不够普及，大多数人对心理问题认识不足，对心理疾病存在较严重的偏见与歧视，对精神疾病患者缺乏应有的理解和同情。有的患者甚至因害怕自己患有"精神病"而受到歧视，宁可自己忍受痛苦也不愿寻求精神科医生的帮助，结果延误了治疗。其实，每个人在一生中都会遇到各种各样的心理问题，如果得不到及时有效的疏导和处理，就可能引发心理、躯体上的疾病，影响生活质量，最终给家庭和社会带来沉重的负担。因此，重视和维护心理健康，做好精神疾病的防治，预防和减少各类不良心理行为问题的发生，不仅关系到农村居民的身心健康，而且对保障农村经济社会全面、协调和持续发展具有重要意义。

为了全面贯彻党的十九大提出的乡村振兴战略，帮助广大的农民朋友树立正确的心理健康理念，了解心理调适方法，解决日常生活中的心理困扰，我们在第 1 版的基础上修订了这本科普读本。本书继续以通俗易懂的语言、图文并茂的形式，集趣味性、科普性于一体,修改并增加各个年龄阶段容易出现的心理问题,常见心理疾病的防控、咨询和帮助等内容。强化心理健康知识,不断提升百姓的心理健康水平,有效预防和控制心理疾病的发生。

在本书编写过程中,得到了省市卫生系统专家的指导和帮助,在此表示衷心的感谢。同时也要感谢第 1 版编者及参考与引用国内同行文献与著作的作者,更要感谢郑寿贵主任在精力欠佳的状况下为完成本书修订所作出的巨大贡献。由于本书内容涉及面广,修订时间紧张,编著者水平有限,如有纰漏之处,恳请同行、专家及广大读者不吝赐教。

编者

2020 年 1 月

目录

1. 什么是心理

"你在想什么？"当我们看到他人在思考时都会这样问。在生活中,客观现实作为心理的原材料不断将信号反映到大脑这座心理加工厂中,从而产生种种心理现象。心理实质上是一种大脑的思维方式。

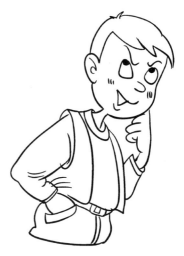

心理是微妙的,正因为有心理活动,所以我们有爱、有欢乐、有悲伤、有不畏艰苦顽强拼搏的意志,生活才五彩斑斓,富有生机。因为心理的存在,人与动物才有了明显的区别。认识心理、调控心理向健康方向发展,这自然成为人们自我完善的重要技巧之一。

2. 什么是心理健康

心理健康又称精神健康,是指心理的各个方面及活动过程处于一种良好或正常的状态。主要包括以下特征:智力正常;情绪稳定、心情愉快;自我意识良好;思维与行为协调统一;人际关系融洽;适应能力良好。心理是不是健康,心理医生最有权威判断。以下是世界卫生组织提出的心理健康标准,不妨与自身作一对照:①智力正常;②善于协调和控制情绪;③具有良好的意志品质;④人际关系和谐;⑤能动地适应并改造现实环境;⑥保持人格的完整和健康;⑦心理行为符合年龄特征。

3. 心理通过哪些现象表现出来

人的一举一动都会暴露出内心的秘密,除此之外,人的内心也有独特的心理现象,包括人们对事物产生的认知、七情六欲、为实现既定目标而表现出来的决心、意志力以及人格等心理过程。

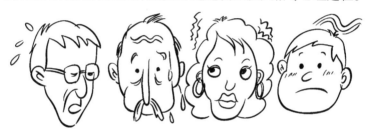

4. 影响心理健康的因素有哪些

影响心理健康的因素主要有:遗传因素、病毒感染与躯体疾病、脑外伤、生活环境因素、文化教育因素等。这些因素间又是交互作用的,从而影响着人的心理健康。

5. 如何区分心理正常和心理异常

区分心理正常和心理异常的主要依据是:①主客观世界是否统一。如:对面明明没有人,却声称自己看到有个人走过来并坚信看到了,这是幻觉;认为有人要害自己,总是有人跟踪自己,并深信不疑,这是妄想。这些反应都没有事实依据,不被人理解,多见于精神分裂症。②心理活动(主要是认知、情绪和行为)是否协调。表现在内心体验

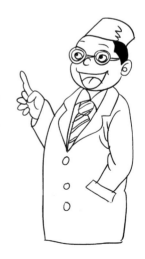

是否与环境一致。如：该笑的场合大哭，该哭的场合却笑，这就是反常、病态。③人格是否稳定。如果一个成年人（18岁以后）突然出现性情大变，如：以前开朗健谈，突然沉默寡言、闭门不出，判若两人，这就是反常，如抑郁症。

6. 什么是人格

小李不相信小王说的话，小王急了，蹦出一句："我以我的人格担保！"……

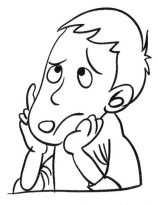

那么，什么是人格呢？其实，小王所说的"人格"是指一个人的道德品质，这与心理学的人格概念是不同的。从心理学角度讲，人格就是一个人心理特性的总和，包括心理特征的倾向性和稳定性两个方面。倾向性是指人们的需要、兴趣、观念、世界观等，稳定性是指个人的能力、气质、性格等方面。一个人格健全的人，能客观全面地认识自己，正确对待自己，热爱生活，对家庭、对事业有责任心，合理处理社会关系，保持心理平衡，对生活充满希望。

7. 怎样的人格品质会让你更受欢迎

人格是一个丰富的概念，受欢迎的人格品质有：真诚、诚实、忠诚、可信、智慧、热情、善良、友好、幽默、开朗等；而不受欢迎的品质常常有：敌意、饶舌、自私、粗鲁、自负、虚伪、贪婪、恶毒、说谎等。当人们具有较多的受欢迎的人格品质时通常会让自己与他人相处得更和睦、更融洽。

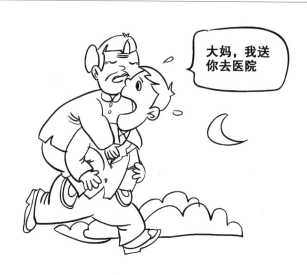

8. 什么是气质

　　心理学上的"气质"可不是日常生活中所说的"气质",而是指人的心理活动在强度、速度、稳定性、灵活性等方面的动力特征,具体表现为情绪反应的强弱、意志力的强弱、注意力集中时间的长短、知觉或思维的快慢等。

　　典型的气质类型有多血质、胆汁质、黏液质和抑郁质四种,之间并无好坏优劣之分,各有各的长处和弱点。气质类型也不能决定一个人成就的高低,如我国著名数学家陈景润属抑郁质,俄国四位著名文学家中,普希金属于胆汁质,赫尔岑属于多血质,克雷洛夫属于黏液质,果戈理属于抑郁质,他们虽属不同气质类型,但在文艺领域内都取得了突出成就。

　　不同气质的人适合不同的工作,如多血质的人较适合从事环境多变、交往繁多的工作,而黏液质的人适合从事细致稳定的工作等。如果气质正好与所从事的工作相适宜,工作会得心应手,给人更多愉快的精神享受。

9. 看一看你属于哪一类气质的人

多血质:活泼好动,敏感,表情外露,反应迅速,善于交往,适应性强,但注意力容易转移,兴趣容易变换,做事缺乏持久性。

胆汁质:直率,热情,精力旺盛,勇敢积极,有魄力,坚韧不拔,敢于承担责任,但情绪容易激动,脾气暴躁,表情明显外露,过分自信,有时独断专行,影响人际交往。

黏液质:安静,稳重,沉着,善于忍耐,但沉默寡言,情绪不易外露,反应较慢,不够灵活,因而比较固执,不容易接受新生事物,不能迅速适应变化的环境。

抑郁质:细心、谨慎、感情细腻、想象丰富、善于觉察别人不易觉察的事物,但较孤僻、怯弱、容易怀疑、行动迟缓、优柔寡断、经不起强烈的刺激和猛烈的打击。

实际上,这四种类型只是典型气质类型,而许多人的气质类型是混合型的,只是更倾向于哪一类型而已。

10. 什么是性格,性格与疾病有哪些联系

性格是指人们为完成活动任务而采取的态度和行为方面的特征,主要受后天的生活经历和周围环境的影响。不同的性格类型与疾病有一定的关联:

A 型性格(急躁好胜型):表现为急躁、易冲动、好发脾气、争强好胜、做事效率高等。这类性格的人容易得冠心病、高血压、动脉硬化等。

B 型性格(知足常乐型):表现为小心谨慎、安于现状、比较没有主见和上进心等。这类性格的人健康状况相对较好,偶见患有失眠、抑郁、疑病症、强迫症等。

C 型性格(忍气吞声型):表现为过度克制自己,压抑自己的

悲伤、愤怒、苦闷等情绪。这类性格的人容易得肿瘤、内分泌紊乱等疾病。

D 型性格（孤僻型）：表现为个性孤僻、不爱与人交往，沉默寡言，消极忧伤等。这类性格的人容易得心脏病、肿瘤、精神疾病等。

11. 如何改善自己的性格会更健康

实际上，在日常生活中典型的某一种性格类型的人并不多见，往往表现为混合的性格特点或倾向于某一种性格类型。不同性格的人应视具体情况来改善性格，保持身心健康。

倾向 A 型性格的人应积极让自己舒缓些，不妨每天问问自己哪些事情需要予以克制，可通过体育锻炼、听音乐、外出旅游等方式达到放松身心的目的；倾向 B 型性格的人可以多参加集体活动，培养事业心和进取心；倾向 C 型性格的人应学会自得其乐，及时疏导和发泄不良情绪，增强自信心；倾向 D 型性格的人要改变独处的习惯，培养兴趣爱好，多参加社会活动，多交朋友，学会向他人倾诉。

12. 什么是智商

智商（intelligence quotient，IQ），是人们认识客观事物并运用知识解决实际问题的能力，代表了一个人智力发展的水平，包括观察力、记忆力、想象力、分析判断能力、思维能力、应变能力等多个方面。人的智力发展先快后慢，特别是到了一定年龄后会产生稳定不前甚至下降的趋势。16 岁前儿童的智商可按下面的公式计算：

$$IQ = \frac{心理年龄}{实际年龄} \times 100$$

如一名 10 岁儿童,经智力测查,其智力水平相当于 12 岁儿童,那么他的智商就是 12/10×100=120。实际操作时,心理医生会通过一些量表来进行智力测量,我国常用的有韦氏智力量表。

13. 智力如何分级

智力等级划分目前是以 IQ 值的高低来判定的。根据韦氏智力测验把智力分为如下等级。

智力等级	IQ 的范围 / 分	人群的理论分布 /%
近于天才或天才	130 及以上	2.2
超常	120~129	6.7
高于平常	110~119	16.1
平常	90~109	50.0
低于平常	80~89	16.1
临界(边缘)	70~79	6.7
智力低下	69 及以下	2.2

14. 什么是适应性障碍

适应性障碍是指在明显的生活改变或环境变化时(如:居丧、离婚、失业或变换岗位、迁居、转学、患重病、经济危机、退休等)所产生的短期、轻度的烦恼状态和情绪失调(如焦虑、抑郁),并常出现与之有关的躯体症状和一定程度的行为变化等,称之适应性障碍,但并不出现精神障碍。

15. 什么是情商

现在心理学家们普遍认为,情商水平的高低对一个人能否取得成功有着重大的影响作用,有时其作用甚至要超过智力水平。那么,到底什么是情商呢?

情商(emotional quotient,EQ),是指人在情绪、情感、意志、耐受挫折等方面的品质,具体包括情绪的自控性、人际关系的处理能力、自我的了解程度、挫折的承受力、做事的自觉性等方面。情商水平高的人有以下特点:社交能力强,外向而愉快,不易陷入恐惧或伤感,对事业较投入,为人正直,富有同情心,情感生活较丰富但不逾矩,无论是独处还是与许多人在一起时都能怡然自得等。

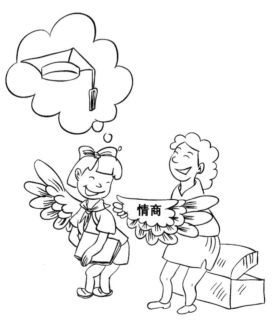

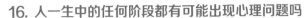

16. 人一生中的任何阶段都有可能出现心理问题吗

是的,人一生中的任何阶段都有可能出现心理问题。人的一生包括生老病死等过程、读书工作等过程、休息休养等过程、了解问题和解决问题的过程等。在婴幼儿期(0~3岁)、学龄前儿童期(4~6岁)、中小学读书期(7~18岁)、中青年工作期(19~59岁)、大学读书期、老年期(60岁以上)等不同时期、不同环境、遇到不同事物时都有可能会出现心理问题。解决问题的关键是正确面对,适宜处理。

17. 如何应对婴幼儿的心理问题

对于婴幼儿(0~3岁)来说,不要以为他们还小,只知道吃喝玩乐,不会有心理问题,其实他们也有丰富的心理活动,再加上缺少辨别能力,大人引导得不好,更易使幼小的心灵产生问题,严重的甚至会影响到他的一生。常见的心理问题有养育方式不当所带来的心理发育问题,如言语发育不良、不爱说话、怕进入陌生环境、爱发脾气、交往能力和情绪行为控制差等。家长应多与孩子进行情感、语言和身体的交流,比如多拥抱抚摸孩子、临睡前给孩子一个吻等,让孩子感受到家长对他的爱以及自己对家长的重要性。其次要培养孩子建立良好的生活行为习惯。

18. 如何应对学龄前儿童的心理问题

学龄前儿童期(4~6岁)常见的心理问题有难以离开家长、与小伙伴相处困难等,若处理不好,易发生拒绝上幼儿园以及孤僻、不合群。家长可多与孩子进行情感、语言和身体的交流,培养孩子做一些力所能及的事,鼓励孩子与小伙伴一起游戏,分享玩具、食物等,培养孩子的独立与合作能力。

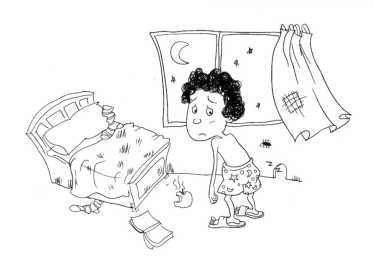

19. 如何应对中小学年龄段儿童的心理问题

中小学读书期(7~18岁)常见的精神卫生问题有学习问题(如考试焦虑、学习困难)、人际交往问题(如学校适应不良、逃学)、情绪问题、性心理发育问题、行为问题(如恃强凌弱、自我伤害、鲁莽冒险)、网络成瘾、吸烟、饮酒、接触毒品、过度追星、过度节食、厌食和贪食等。应引导其调节学习压力、学会情感交流、增强社会适应能力、培养兴趣爱好。

20. 如何应对中青年的心理问题

中青年(19~59岁)常见的心理问题有与工作相关的问题(如工作环境适应不良、人际关系紧张、就业和工作压力大)、婚姻危机、家庭关系紧张、子女教育问题等。应构建良好的人际支持网络,学会主动寻求帮助和张弛有度地生活,发展兴趣爱好。

21. 如何应对老年人的心理问题

老年人（60岁及以上）常见的心理问题有退休、与子女关系不好、空巢、家庭变故、躯体疾病等带来的适应与情感问题等。应了解由于年龄增大带来的生理变化，建立新的人际交往圈，多参加社区和社会活动，与老人们建立友好关系，互相关心，学习新知识，拓展兴趣爱好。

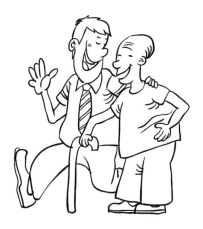

22. 如何应对高等教育学生的心理问题

大学期间常见的心理问题有个人感情问题、学业问题、就业择业问题、人际关系问题等，容易患有抑郁、焦虑、强迫、人格障碍、偏执和精神障碍，近几年呈逐年上升的趋势，日益显著地影响着大学生的心理健康。首先大学生本人应树立正确的人生观、恋爱观，努力学习，适宜择业。学校老师与家长应主动了解学生的心理动态，做到未雨绸缪。注重与学生沟通，协同配合促进学生健康成长。及时与心理教育专家保持联系，共同维护大学生心理健康。

23. 如何培养孩子健康的人格

别人的孩子是优等生，自己的孩子却是差等生，别人的孩子出人头地，自己的孩子却经常犯事，别人的孩子与父母其乐融融，自己的孩子却像个仇人……在教育孩子方面，许多父母烦恼很多,他们总是责怪这,懊悔那,其实这些都没有用,关键是在孩子的成长过程中,父母应该培养孩子健康的人格。目前,家长对孩子的教育普遍存在着"四过"(过分宠爱、过度保护、过多照顾、过高期望)和"四怕"(怕孩子学坏、怕孩子不成材、怕孩子不孝顺、怕孩子发生意外)。建议家长们不妨调整一下自己的身份,尝试从孩子的视角看问题、解决问题。

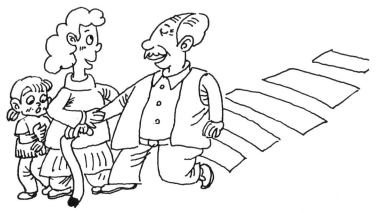

　　(1)以朋友关系改善亲子关系。将家长的角色由照料者、教育者,转变为孩子的朋友,尊重孩子的选择,给孩子一定的自理空间,不要将自己的高期望、严要求强压在孩子的身上;重视情感交流,避免空洞说教;采用民主的管理方式,理解而不溺爱,疏导而不压制,做到严有度、爱得法。

　　(2)以身作则教育儿童。要求孩子做到的自己应该先做到,家庭教育重在"做"而不是重在"说"。

　　(3)在困难中锻炼意志,培养人格。要注重培养孩子自立、自强、自尊、自爱、自信等品质,在挫折中教育孩子认识自己、肯定自己、超越自己。

24. 怎么对待孩子"说谎"

孩子开始说谎,说明孩子进入了一个新的心理阶段,开始意识到自己行为的对错,开始形成是非价值观。但有的家长没有看到这一点,而是发现孩子说谎,气从心中生,脱口而出就是一句"你这个小骗子",然后挥起手来打一顿。这种上纲上线的定位及体罚,结果并没让孩子明白自己错在哪,反而会增加惊恐的情绪。当他下一次再说谎时,为了不让家长发现,逃避责骂,他甚至会再编出100句谎话来自圆其说。其实,父母发现孩子说谎时,可以巧妙地向孩子指出与事实相违背的地方,讲一些说谎而导致不良后果的小故事,帮助孩子了解说谎是一种不良行为;当孩子改正说谎的恶习时,要及时表扬,给予信任,并适时地教育孩子做一个诚实的人。生活中,父母言行起表率作用,要以身作则,言行一致,做好榜样。

25. 如何回答孩子提出的"为什么"

伟大的发明家爱迪生给人类社会带来了电灯、留声机、电影摄影机等一千多种成果,但谁能想到小时候的他仅上过三个月的学,而且是因为老爱问"为什么",被老师认为是低能儿让其退学回家呢?可见,爱问"为什么"的孩子多为聪明的孩子,这是他们探索世界的一种主动行为,也是增强创造能力的一种途径。

孩子四五岁时看问题的角度已从"这是什么"转向"为什么是这样"。他们的"为什么"往往会涉及很广泛的领域,如果家长轻率、错误地作答,可能会将他的创造性抹杀。建议家长们对于"为什么"的提问,如果知道的可以直接告诉他,也可以装作不知道,与孩子一起查资料、做实验、找答案。真的不能回答的问题,应该明确告诉孩子,我不懂,但我们可以去找资料。通过这种行为可以让孩子开动脑筋,培养良好的解决问题的能力。

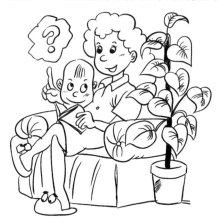

26. 孩子不愿与人交往怎么办

有的孩子不愿和人交往,沉迷于自己的世界,就像是"沉默的天使"。不过,小天使要是老是沉默可不是好事情,如不采取措施可能会导致自闭症等的发生,影响到今后的工作、生活。

当孩子出现腼腆、胆怯、怕见生人的情况时,家长应积极培养孩子的自信心,比如多让孩子与小朋友一起玩耍、带孩子参加集体活动、带孩子旅游等,逐渐消除孩子因不自信而产生的怕与人接触情绪。如果有自闭倾向,孩子往往在3岁前就有一些征兆,比如不爱与人说话,不与别人的目光有交流,拒绝与其他小朋友共玩玩具,爱看电视广告等,以男孩子多见。当发现孩子有这种表现时,家长应及时带孩子去医院就诊。

27. 孩子过度焦虑怎么办

小华是个活泼开朗的女孩,学习成绩也一直不错,但进入初中三年级后,随着家长要求越来越高,她自己也意识到升学的压力,渐渐感觉精神紧张,常常独自哭泣,上课也听不进去了,老感觉身体不舒服。小华的这些情况其实是一种焦虑症,是儿童中常见的心理障碍,多见于临近考试、与父母分离、父母管教过严或自己要求过高时。有的孩子还会表现出经常性地咬指甲、做噩梦、无法入睡、晚上尿床等。

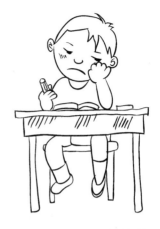

预防焦虑症,家庭、学校应该为孩子营造一个宽松、愉快的学习生活环境,不要过分溺爱也不要过分苛求,应该重视孩子的努力,而不是仅用分数来评定孩子的好坏,多鼓励,少批评。孩子是敏感的、脆弱的,当出现一些征兆时,家长、老师应及时做好开导工作,培养孩子的自信心。

28. 为什么挫折有助于儿童心理的健康成长

挫折是人们在需要得不到满足时的紧张情绪状态,可表现为紧张、失望、忧伤、沮丧、悲观、恐惧、焦虑等,这种情绪状态常会影响人们正常的学习、工作和生活。如今的孩子,尤其是独生子女,往往受家庭娇惯,生活一帆风顺,对挫折的应对能力不强。适当让孩子受到一些挫折和磨炼有利于帮助他们培养良好的心理素质,以便日后更好地适应社会。

所以,当孩子遇到挫折时,不要躲避,应该教育孩子冷静分析,帮助他寻求解决的办法;其次要善于正确认识自己的目标,将不切实际的目标及时调整;再次是要善于化压力为动力,"宝剑锋从磨砺出,梅花香自苦寒来",不经历风雨怎能见到彩虹的美丽呢？挫折——在弱者面前是痛苦,是悲哀;在强者面前是动力,是磨刀石,挫折使人奋发,给人力量,促人成才。

29. 如何帮助"网虫"戒除"网瘾"

网瘾,全称"互联网成瘾综合征","网虫"们由于长期与电脑为伴,沉迷于互联网虚拟世界,因缺乏正常的社会沟通和人际交流而脱离时代,与他人没有共同语言,出现孤独不安、情绪低落、思维迟钝、自我评价过低等表现。

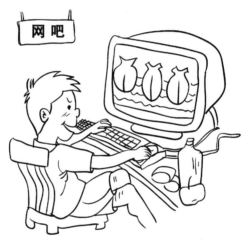

要戒除网瘾不妨试试以下方法:①替代疗法:用健康的业余活动丰富个人爱好,转移对网络的专注力,如用游泳、打球、登山、旅游等替代上网。②认知疗法:找出"网虫"沉迷网络的根本原因,如日常生活中压力过大、长期得不到别人认可、人际关系不好等,这些都会导致"网虫"通过上网逃避现实,寻求精神寄托。找到"病症"后"对症下药",帮助其共同解决现实生活中存在的问题,并加强教育,改变其对网络的依赖性。③系统脱敏:定出戒除"网瘾"的总体计划,在规定的时间内逐步减少上网时间,最终戒除"网瘾"。如原本每天要花 8 小时以上时间上网,则第一周减为 6 小时,第二周减为 4 小时,第三周减为 3 小时……循序渐进,"网虫"如能按计划做到则给予适当的奖励,若做不到则进行一定的惩罚,奖惩方式因人而异。

30. 怎么对待"反抗期"的孩子

在儿童的心理发展过程中有两次特殊的发育时期,分别是 2~4 岁时的"第一反抗期"、12~15 岁青春期的"第二反抗期"。处于"反抗期"的孩子共同的特点是性情急躁、不听话、不愿让别人干涉他们的事情等。"第一反抗期"的孩子最突出的表现是喜欢事事亲力亲为,不喜欢大人的"帮助"。"第二反抗期"的孩子思想会更复杂,具有逐渐增长的成熟意识,富于冲动和冒险性,不愿与父母商量,但社会经验不足,易出现问题。

从孩子生理和心理发展的角度看,"反抗期"是一种正常的现象,是孩子寻求自主欲望实现的方式。经过"反抗期",孩子自主意识增强,进入成年人阶段时生活做事会更积极主动。因此,对待"反抗期"的孩子,父母不能以高高在上的家长身份要求他们服从,或随意打骂,而要尊重孩子。可以允许他们有一定的隐私权与自主权,遇事家长多主动地以朋友式的身份与孩子沟通,倾听孩子的观点,积极正确引导,促进孩子的思想行为更成熟。

31. 父母如何与青春期孩子谈性

现在社会上早恋现象不少,但在我国很少有家长会与孩子谈两性问题,认为难以启齿,羞于问答,而越是这种遮掩的态度,反而让孩子对两性问题充满了神秘感,又对自己的身体变化不知所措,易出现心理障碍。其实对于青春期的孩子,应当告知

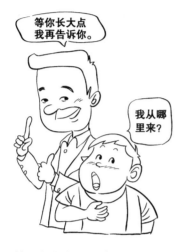

一些常识,比如:女性月经的产生与处理、两性生殖器官的解剖结构、手淫现象、性道德、计划生育等。那么父母应该怎样告诉孩子这些知识呢?

首先应该正确的回答。比如孩子问妈妈"我是从哪来的",有的家长会开玩笑说是"捡来的",这种误导的教育会让孩子失去安全感,同时他又会觉得问题没有解决而更好奇,大人不回答,我就自己找资料,一旦不适宜的资料进入他的视线时就会被吸引。所以当孩子提起这方面问题时,家长应该正确的回答,而不是打擦边球糊里糊涂地似答非答。其次应该注意方式方法。进入青春期后,孩子们会有明显的独立意识,把自己定格为大人,当父母想直接与他谈此类问题时,他可能会不耐烦,所以,抓住时机、注意方法很重要。比如,当孩子在边上时,父母可以在拉家常中讲起自己曾经发生的故事,或者讲其他人的故事,不知不觉中孩子就听进去了。

32. 少女经期常见的心理问题有哪些

一般女孩子到 14 岁左右,月经就会初潮,这象征着生殖系统逐步趋向成熟。然而很多少女对这一现象没有足够的认识,六成以上青春期少女对月经期的反应是"不安""讨厌"。除了因为对月经的认识不足外,月经初期的没有规律性、月经前头痛头晕的不适,以及痛经等,也加剧了女孩们不良情绪的反应。她们常常会在经期前后出现易发怒、烦躁、多疑、忧郁、记忆力减退等多种症状。

母亲应帮助女儿来共同度过这一非常时期。不妨找个不易被打扰的地方,讲解一些自己的感受与经历给女儿听,并指导其如何使用卫生巾、如何注意经期卫生等,引导孩子保持乐观开朗、稳定的情绪,坦然面对月经来潮,避免剧烈运动,不吃冰冷、辛辣食物,适当参加一些集体活动,转移对月经的注意力。将这些问题都告诉孩子后,她也许就会轻松地度过月经期了。

33. 为什么会"情人眼里出西施"

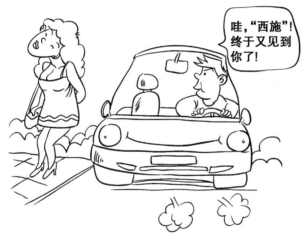

情人眼里出西施,用心理学的术语说就是"光环效应"。当一个人对另一个人有好感的时候,他的言行举止、人格品性……一切的一切就都是好的。所以在光环效应的作用下,男女双方互相倾心,演绎着人世间最美的爱情。而客观地讲,这几乎是"以偏概全"所营造的美,所以有的夫妻在婚后生活中逐渐发现了对方的缺点与不足,产生了负性情绪。为了避免这一点,建议相恋的人们一是不要以貌取人,二是不要过早地给对方下结论,三是要适当保持头脑冷静,毕竟揭去外表的闪亮光环,露出来的内在美才是真正的美。

34. 夫妻恩爱有哪些常用心理学技巧

美国一位心理学家认为心理学是家庭幸福的催化剂,他对多对恩爱夫妻进行细心观察,发现这些夫妻在日常生活中,都自觉或不自觉地运用着心理学技巧。比如"关注",关注中体现着一方对另一方的重视,老婆换件新衣、烧个好菜,丈夫的及时赞美正是向妻子传递一个信号——我很在意你,让妻子感受到"我被重视了""他肯定我了",于是为了下次的肯定,她一定会做得更出色。又比如"吵架",聪明的夫妻吵架就事论事,不会翻旧账,不会引申出其他事情,更不会展开"拉锯战"或数天不开口说话交流,而是会在对方大吼大叫的时候忍一忍,对方消气时再点一点。吵架多半是由小事引起,吵得厉害的多因平时有积怨情绪。因此,应该注意问题的合理解决,而不是靠争吵解决问题,吵凶了只会在双方心中留有阴影,降低在对方心中的满意度。此外,注意沟通、培养夫妻共同兴趣爱好等都有助于夫妻关系的和谐。

35. 婆媳如何融洽相处

俗话说:"婆媳亲,全家和。"婆媳关系融洽与否直接影响着整个家庭中其他人际关系。

要处理好婆媳关系,双方都要懂得换位思考,相互尊重、互相体贴。作为儿媳,要能理解婆婆的心情,尊敬婆婆的感情,遇到事情主动与婆婆商量;做婆婆的也不要在媳妇面前摆架子,要看到儿媳的长处,多尊重儿媳的意见。婆媳相处好了,家庭就和睦了。婆媳之间发生矛盾、意见相左时,比较忌讳将这些家务事向邻居、同事或朋友乱讲,好事不出门,坏事传千里,这一传可能小事就变成大事,怀疑的事就变成真有这回事了,伤了感情,留下了隔阂。因此,真有矛盾时,双方都要学会克制,一方发脾气了,另一方最好回避,待双方都冷静后再心平气和地商讨。总之,只要每个人都有一颗宽容、博爱的心,家庭就会和睦幸福。

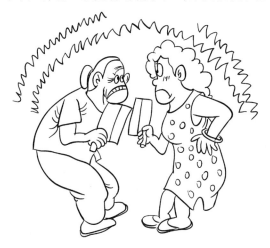

36. 丈夫(妻子)有婚外情了,怎么办

婚外情,不仅会给当事人带来巨大的心理创伤,也会给整个家庭蒙上阴影,被视为是破坏婚姻幸福美满的"瘟疫"。当发现丈夫(妻子)有婚外恋时,有的人"一哭二闹三上吊",有的人则打落牙齿往肚里吞……

家家有本难念的经,很难说怎样处理此事最妥当,但通常,奉劝双方要保持冷静,认真考虑现实中的诸多因素,再作出决定。如下建议仅供参考:一要自尊自爱。面对婚外情,不能一味迁就,而应严正地指出对方的错误。二要用爱心感化对方。大多数"出轨方"会对自己的配偶有负疚感,因而此时若能对他们以"爱"报怨,将会帮助他们最终摆脱婚外恋情,回归家庭。三不要以牙还牙。有的人在发现对方有婚外情后,会想方设法去找麻烦或报复,而这只会让目前的婚姻"雪上加霜"。四是学会宽容。如果对方已认了错,那就不妨多宽容一些。五是学会放弃。如果对方确实已经"移情别恋",确实已经不可挽回,那么,放弃这段婚姻,对人对己都是明智之举。

37. 离婚了,怎样调整好心态

F今年29岁,一年前与丈夫因多种原因经常吵架,最终两人离了婚,F带着3岁的女儿回到了娘家。这件事情对她打击很大,使她常常陷入无法排遣的孤独感和自卑感中,觉得自己活得很失败,真想一死了之。可看到女儿无辜、纯洁的眼睛,F又不忍心扔下她不管。生活在F的眼中已失去了颜色……

离婚是人生的重大变故,离婚后调整好自己的心态非常

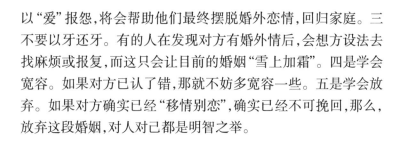

重要,否则容易陷入一种自暴自弃、自怜自虐的心态中,甚至失去了生活的快乐和意义。首先,离婚双方都需要从对方的怨恨或其他不良心理中解脱出来,歌德说过:"生气是拿别人的错误惩罚自己。"你恨一个人,恨他(她)一辈子,就等于给自己判了个痛苦的无期徒刑。你不如忘记那段不幸的婚姻,时间是最好的治疗师。其次,短时间内可以将主要精力用于工作和学习中,忘却眼前的不愉快,使心情趋于好转。如果难以从痛苦和偏见中自拔,建议看看心理医生。

38. 中年人如何应对心理疲劳

中年人上有老下有小,常会被生活负担压得直不起腰来。于是有不少中年人会觉得生活无趣,全身没力气、头晕眼花、腰酸背酸,还失眠;脾气也越来越差,做事不够麻利,遇事容易发火等。

其实,心理疲劳是中年人常见的心理问题,如果心理疲劳持续时间过长,就可能会导致心身疾病。人近中年,应当学会给自己"减压"。一是应调整心态,做事量力而行,有所为,有所不为,减去一些不是必须该做的事,留点时间给自己。二是加强体育锻炼,比如慢跑、散步、爬山等,不仅能消除疲劳,还能增强体质,更重要的是心理上能得到放松。三是注意劳逸结合,听听音乐、与家人愉快地聊天等都是舒缓心理压力的好方法。

39. 更年期常见的心理卫生问题有哪些

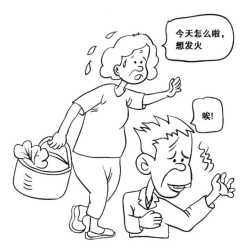

吴阿姨今年 48 岁了,最近她经常觉得耳鸣、失眠,干活也丢三落四,有时候还心跳得很厉害,老想对别人发火,搞得老伴、儿

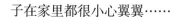

子在家里都很小心翼翼……

通常女性进入 40~60 岁、男性 45~60 岁时身心都会发生一些变化，这主要是与体内的性腺分泌激素的明显减少有关。应当说更年期是每一个人都会经历的阶段，只是反应的程度不同而已。女性会比男性明显，女性可能会出现记忆力减退、情绪不稳定、易激动、易怒、对事物变得敏感等，男性可能仅表现为情绪不稳、轻度的抑郁和焦虑等。

40. 更年期如何保持健康的心理

进入更年期后，人们要学会坦然地面对、积极地改善、健康地生活。

有些人误把更年期的一些症状当成是大病缠身，四处求医。其实不需要惊慌，更年期重在"调"而不在于"治"，调整心态，保持一种平和、轻松、快乐的心态是最好的良方。不妨抽些时间多与老同学、老朋友等同龄人交流，同龄人的经历和经验会让自己得到启发和帮助，这也是转移对自身过分关注和疏泄情绪的重要途径。其次，可以根据自己的情况选择新的休闲方式，培养新的兴趣，充实生活，在积极客观的心态中，快乐地过日子。如果实在难以排除不适感觉，那么就需要请医生指导和帮助。

41. "老来俏"是否有利于身心健康

年轻人穿漂亮衣服、化化妆，在人们看来是顺理成章的事，而老年人要是化点妆，可能就会被称为"老妖精"，惹来非议。其实，爱美之心人皆有之，老年人恰当地修饰和美容，会在内心产生一种青春活力，使老年人产生"我还不老，我还年轻"的良性心理，并且能在心理上产生一种愉悦感、自信感和满足感，从而在精神上得到很大的安慰和满足,能以积极的姿态投入生活,提高生活质量。因此,"老来俏"是一种健康的心理表现,也有利于老年人的身心健康。

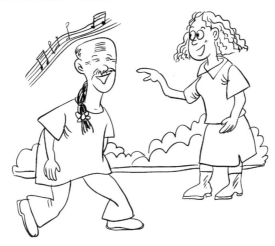

42. 如何对待老年人"多疑"心理

老杨和自己七十多岁的父亲住在一起,父亲疑心很重,不是怀疑自己生病,就是怀疑老杨背着自己干坏事,搞得老杨都不知该如何面对他。其实,人老了以后,人格特征也会发生一些变化,比如以自我为中心、不爱说话、保守、灵活性降低、固执等。老年人多疑,也是心理因素使然,再加上老人社会活动逐渐减少,耳不聪目不明,看问题只看到一部分,难免会生疑心。如果家人关怀少,缺少亲情、友情,老人觉得不被重视,自尊心受到伤害,更会加重多疑的心理。

对老人的多疑,家人应给予恰当地处理,相处时态度要诚恳、坦率。家人可多抽时间陪陪老人,多聊天,遇事多征求老人的意见,听听老人心中的烦心事。关系融洽了,老人的信任会增加，多疑自然会减少。家人对于老人的多疑问题，必要时应分析一下有没有根据，以后处理同类事情中吸取教训。对多疑老年人，比较忌讳的是硬碰硬，强硬地与老人争执、解释、责骂往往会造成对抗情绪。有些话子女不方便讲的，可请老人平素敬重的亲友来讲，这样老人易于接受。还要记住：不要随便答应老人办不到的事，有人像哄孩子似地承诺，日后却不能兑现，反而使老人疑心更重。如果老人的多疑心理对象广泛，程度明显，那要考虑是否为心理障碍或某些器质性疾病的前兆，需要送医院做检查。总之，做儿女的，不仅要关心老年人身体，更要多关心老年人的心理健康。

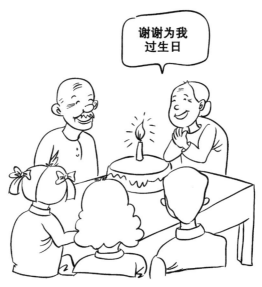

43. 空巢老年人如何保持心理健康

王大爷王大妈老两口几十年来一直与儿子一家生活在一起。一年前由于工作的原因，儿子一家迁居外地。王大爷老两口就像换了个人似的:王大爷喜欢做的木工活不再碰了,大妈每天的晨练也不再坚持了,就连做饭吃饭也是应付了事。终于有一天,70岁的王大爷穿戴整齐地服下了大量安眠药。幸亏王大妈及时发现,才避免了一场悲剧的发生。

随着子女长大成人,外出求学、工作、成家,越来越多的父母成了"空巢老人"。如何保持"空巢老人"的心理健康,避免因此引发心理危机,成了许多家庭需要直面的问题。

作为父母,要对子女与自己的关系有一个正确的认识:子女就像鸟儿一样,小的时候依偎父母,羽翼丰满后自然要离巢飞去,子女的离家是他(她)已经成熟和独立的标志。在子女离家前,父母就应该调整自己的生活重心和生活节奏,而不是一切围着孩子转。要注意培养自己的兴趣爱好,如种花、养鸟及适度的体育锻炼等,多参加群体活动,丰富自己的生活。夫妻间在子女离家后,更应注意相互关心、体贴,保持心态稳定。

作为子女,要意识到父母最需要的往往不是物质上的东西,而是关心和关怀。"常回家看看"就是对老年人最好的心灵抚慰。

44. 如何识别老年性痴呆

张阿姨今年78岁,三年前老伴病逝后,家人发现她经常独自流泪。近半年来,张阿姨生活自理能力越来越差,连吃饭也需家人督促。在家的时候常自言自语、疑神疑鬼,子女替她收拾屋子,她还怀疑孩子们"偷走"了她的衣服。外出回家常走错家门。到医院检查,被诊断为"老年性痴呆"。

据统计,目前我国65岁以上老年人的痴呆患病率约为5%~15%,85岁以上老年人患病率则为30%以上。当老年人出现以下症状时,应考虑患老年性痴呆的可能:性格改变,如有些

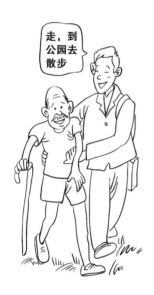

人平时爱说爱笑,患病后却一反常态,沉默寡言,独自呆坐,不与人交往;有些表现为烦躁易怒,好发牢骚,动则与人吵架、发脾气。其次,记忆力减退,如记不起刚做过的事、说过的话,经常遗忘东西,忘记自己许诺的事情;对时间和方位的判断出现混乱,外出后甚至不能回家。还常出现语言障碍,口齿不清,语无伦次,理解、判断、计算等能力全面减退,生理自理能力和社会适应能力日益降低,情感反应幼稚,行为荒诞无稽等。

45. 如何预防老年性痴呆

(1)合理膳食,营养均衡。在膳食上,强调做到"三定、三高、三低和两戒","三定"即定时、定量、定质;"三高"即高蛋白、高不饱和脂肪酸、高维生素;"三低"即低脂肪、低热量、低盐;"两戒"即戒烟、戒酒。另外,补充锌,多吃鱼,避免铝的过量摄入,都对老年性痴呆的预防有积极作用。比如烹饪器皿中有不少铝制品,如果经常将过酸或过咸的食物在铝器皿中存放过久,有可能使铝进入食物中而被身体吸收,应避免。

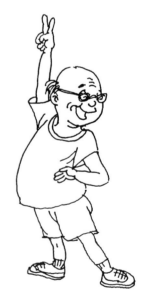

(2)积极用脑,劳逸结合。多看书、看报、下棋等,疲劳时可以换轻松的

方式养生,如养养花、钓钓鱼等,经常动脑不易得老年性痴呆。

（3）乐观开朗,多做运动。多与他人交流,保持良好的人际关系,多参加文化娱乐活动与体育锻炼。忌抑郁多虑,抑郁多虑可导致血管收缩,供血不足以及内分泌紊乱,诱发疾病。

（4）自觉防治相关疾病。高血压、糖尿病、高脂血症和动脉粥样硬化等疾病与老年性痴呆有直接或间接的关系,同样也要加以预防。

46. 如何走出丧偶的阴影

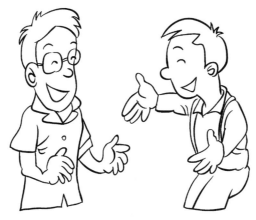

清晨的池塘边,脸色红润、精神矍铄的老张正在晨练,一套太极拳练下来额头已微微出汗,他活动活动手脚又取出一柄剑练了起来……

半年前,老伴走了,老张竟也突然不知道该如何过日子了,吃饭要儿子叫上四五遍,衣服不会更换清洗,一天到晚待在自己的房中对着老伴的照片发呆,仅一个月,老张就瘦了8斤。有一次,老张上厕所时竟"咚"的一声栽倒在地,还好儿子及时发现送往住院,半个月中,老张手上打着石膏,头上包着纱布,看着儿子进进出出，终于想明白了——日子不能因为老伴的离去而停止，生活应该继续向前。

在种种生活事件中，配偶死亡对人的影响是最大的，也最易危害到健康。当一方离去后，势必会对活着的人的生活规律、未来期望等产生影响。但人死不能复生，死去的人也不希望自己的亲人活得糟糕。因此，人们应学会接受现实，寻找新的生活方式，多与朋友们共同活动，多与子女交流，多参加有益的体育锻炼，多保持积极开朗的心态，多遗忘伤心事，充实自己，珍爱生命。

47. 如何对待老年人再婚

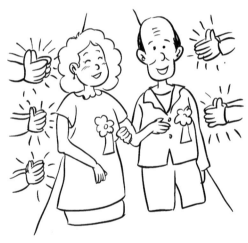

"老伴老伴，老来相伴。"有个老伴说说话、生活上互相照应，老年生活会更充实、更幸福。因此，单身的老年人再找个伴儿也无可厚非。但现实中，尤其在农村，老年人想找个伴的想法往往会得到子女的反对，有的邻里乡亲也会对老年人再婚冷嘲热讽，胡乱猜测，造谣中伤；还有些老年人自己过不了自己这一关,怕被别人说"老不正经",或觉得对不起去世的老伴。种种因素都使老年人再婚的过程遮遮掩掩,这样对老年人的心理而言也是一种压力。有一位62岁的老伯,老伴去世后,考虑三个儿子各忙各的,想再找一个老伴生活上也好有个照应。当他鼓起勇气跟儿子们商量时,却被儿子们指责为"伤风败俗""不知羞耻""不为儿孙着想"等。老伯一气之下,跳了湖。

社会应当为老年人再婚创造更宽松的环境。老年人的再婚不仅是生理上的需要,也是心理上的需求。研究表明,如果老年人寻找配偶进行再婚,不但可以使他们的生活增加无限情趣,而且还有利于身体健康,摆脱孤独感。

48. 良好的人际交往有哪些技巧

孔子说过"独学而无友,则孤陋而寡闻"。人际交往是指人与人之间在心理与行为上的互动,其反映了人与人之间在内心、情感方面的全部交往。有人存在必定有人际交往,那么怎样才能建立良好的人际关系呢?

注重印象:尤其是第一印象,很重要。"光环效应"的作用会不知不觉为你今后的人际交往加分。

真诚沟通:以诚相待,相互信任,学会倾听。倾听是指用耳听,用眼观察,用嘴提问,用脑思考,用心感受。通常两个人交谈的最佳距离为1.3米,并最好有一定角度,两人可斜站对方侧面,形成30度角为最佳,避免面对面,又可有眼神交流。在这个距离和角度相处,不会给双方产生疏远感,又留给对方一定的空间,又文明卫生,交往容易顺利。

加深感情:用真诚播种,以热情浇灌,以谅解维护。

49. 哪些心理会影响人际关系

真诚是人际交往的金钥匙。以下一些心理在人际交往中应尽量避免：

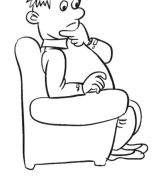

自卑心理：只看见自己的短处、别人的长处，始终认为自己不如别人。试想一下，一个自己都不相信自己的人，别人会给予足够的信任吗？

怯懦心理：胆小怕事，没有主见，墙头草两边倒。

猜疑心理：根源是不信任别人，看到人们在交谈就认为是在说自己坏话，于是心中积着满腔的郁闷和怨恨。

逆反心理：爱与人抬杠，你说好，他偏说不好，不管是非曲直，没有原则性，因而常使人产生反感和厌恶。

排他心理：不容他人，他人的优点也无法吸收过来，思路狭窄、闭塞。

做戏心理：虚情假意，难以深交。

贪财心理：交朋友的出发点是相互利用，为钱而交、为权而交，一旦没了利用价值就没了情谊。

冷漠心理：孤傲，摆架子，拒人于千里之外，别人都不敢接近。

50. 如何克服虚荣与盲目攀比心理

有一位大学生家境一般，学习优秀，自从考入大学，看到有的同学穿名牌,出入高级餐厅,心理很不平衡。便想方设法从家里要钱,买高档衣服,请同学吃饭,自我感觉很好。于是一发不可收拾,不顾学习,负债累累,被家长和老师发现后,觉得很没面子,竟吃安眠药自杀。造成该大学生这种盲目攀比心理的一个重要原因就是虚荣心作怪。虚荣是一种普遍的心理现象,克服和调适很重要:首先要对金钱、地位、面子等有正确的认识,保持心态平和;其次要把握好攀比的方向、范围与程度,与条件好的人比可能永远都无法获得平衡,会促使虚荣心越发强烈,不如跟自己的过去比,看看各方面有没有进步;最后要正确评价自己,自尊、自信、自强,不如别人的地方要更加努力去奋斗,而不是盲目地被虚荣和攀比心理所驱使。

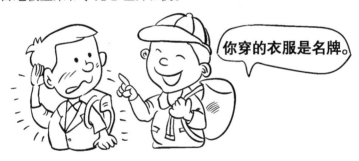

你穿的衣服是名牌。

51. 怎样克服自私心理

刘某是大三的学生,学习成绩不错,可是与同学就是相处不好,没有知心朋友,同学私下议论她是:别人有什么好东西她就讨,她有什么好东西就藏。看来,刘某的自私心理已经比较严重,倘若不及时纠正,就有可能会害人害己。自私是一种较为普遍的病态心理现象,应该及时调整,努力克服。首先经常对自己的心态与行为进行自我观察,树立正确的价值取向,从自私行为的不良后果中看危害,总结改正错误的方法;其次要多做好事,可以从他人的赞许中得到乐趣,使自己心灵得到净化;最后还可用厌恶疗法训练自己,如只要意识到自私的念头或行为,就用绑在手腕上的一根橡皮筋弹击自己,从痛觉中意识到这是不好的,促使纠正。

52. 如何克服赌博心理

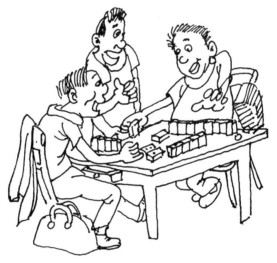

一家庭主妇平时很喜欢"小玩玩",手发痒的时候,扔下家务活,就跑到街上的棋牌室。有一天,丈夫讨回三万块打工的钱,交给她。她一拿到钱,转身就进了赌场。一番豪赌后,竟将钱输了个精光。丈夫的辛苦钱一下子没了,她才意识到问题严重了,慌了手脚,回家看到门后的农药瓶竟打开瓶盖就喝了下去……

赌博是一种恶习,对人的心理存在危害。一是使人养成了好吃懒做、不劳而获的心理;二是使人上瘾,赌了第一次就会有第二次,难以自拔。预防赌博,首先要立场坚定,充分认识到赌博的危害,赌博会导致妻离子散、锒铛入狱等严重后果;其次,不要认为"小玩玩"没什么关系,赌博都是由小而一步步赌到大的;再次,培养其他有益于身心健康的兴趣爱好,如看书、学习、听音乐、看电视等,充实自己的业余生活;最后,如果你已深陷赌博之中,那么去看心理医生吧,让他来帮助你克服赌博心理。

53. 什么是毒品

毒品,是指鸦片、海洛因、甲基苯丙胺("冰毒")、吗啡、大麻、可卡因以及国家规定管制的其他能够使人成瘾的麻醉药品和精神药品。

吸毒的人多因好奇、寻找刺激、精神苦闷借毒品麻痹自我等心理而沾上毒瘾。其实,毒品吸进去的是健康、金钱、自尊和生命,吐出来的只是一时的快感,要戒除是难上加难。曾有想挑战毒品的人,以身试毒并努力戒除却最终还是被毒品"吞噬"了生命,留下的遗书写道:"千万不能吸第一口呀!"。因此吸毒是一条不归路,人的意志很难战胜毒品,最好的防毒措施就是远离毒品、拒绝毒品。当遇到困难时,应该寻求正确的方式解决问题,决不能依靠毒品,因为吸毒既不能解决问题之根本,还会把自己带入万丈深渊。

54. 毒品对人的心理有哪些危害

毒品对人的心理危害与其成瘾性有关。人一旦吸毒,毒品就会产生生理上的依赖与心理上的依赖。所谓生理依赖,就是在停止吸毒后,吸毒者会出现生理功能紊乱,呈现戒断症状:焦虑、烦躁不安、易激动、流泪、周身酸痛、失眠、"起鸡皮疙瘩"、有灼热感、呕吐、喉头哽塞、肌肉痉挛等,还有可能出现神经质、精神亢奋、全身性肌肉抽搐、大量发汗或发冷等,极为难挨。心理依赖是指由于多次体验到吸毒的快感后,吸毒者的心理会形成对吸毒的强烈渴求,继而引发吸毒行为。

当人一次次在与毒品的较量中败下阵来时,他所丧失的除了信心外,还有做人的尊严。因此,为了自己的健康、家庭的幸福、社会的和谐,一定要远离毒品!

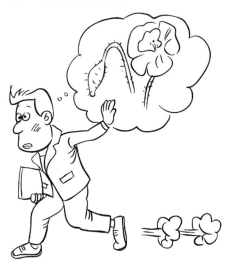

55. 什么是自我心理防御

临近高考的一次模拟考试,刘某成绩不理想,身体也跟着出毛病:头疼、听力下降等。父母在老师的提醒下带她来到心理咨询室。医生经过了解得知,她家经济情况不好,父母希望她取得好成绩考上军校,分析女孩是因为怕考不好而启动心理防御机制,想借身体上的不适为由,为考试不理想找借口。医生建议她和父母好好沟通,减轻心理压力等。通过几次咨询,刘某心态变得平和,头疼等不适也没有了,充满自信地参加了高考。

心理防御是指人在生活中,遇到了挫折或打击时能自觉或不自觉地解脱烦恼、减轻内心不安、维护心理平衡的一种心理防卫作用,比如否认、歪曲、退行、幻想、转移、压抑等都是心理防御的方法之一。常见有许多人在亲人逝世后都不承认他(她)已经离去,这就是"否定"作用在执行心理防御;还有的成年人遇到危险或挫折时可能会哭得"像个小孩",泪流满面,躲在墙角,这其实是心理防御中的"退行"作用,把自己看成是小孩,那么就可得到保护或同情。可见,恰当的心理防御机制可以减轻意外带来的痛苦,但是过度的心理防御就会影响到健康和日常生活。

56. 为什么遇到悲伤时哭出来比较好

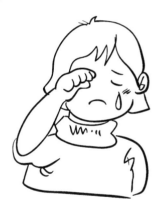

"男人哭吧哭吧不是罪"——悲伤时哭出来有利于身心健康。研究表明,眼泪可把体内积蓄的导致忧郁的化学物质清除掉,所以悲伤的时候适当哭一哭可以减轻心理压力,减少悲伤对身心健康的影响。不过,长时间哭对身体也有损伤,当压抑的心情得到发泄、缓解后就不要再哭了。

57. 心情不好时建议吃哪些食物有助于心情转好

调查研究表明,人的喜怒哀乐与饮食有一定的关系。适当多吃一些深海鱼、香蕉、樱桃、菠菜、大蒜、南瓜、低脂牛奶、鸡肉、全麦面包、苏打饼干等食物有助于心情变得愉快。

58. 为什么心理也会生病

如果天气变冷了而没有及时添加衣服,人就容易感冒、发热,身体患上疾病。同样的道理,如果一个人的心理环境、生活环境变化了,但认识没跟上,心理反应没有随之变化,心理就容易"生病"。比如,一个孩子的爸爸妈妈离了婚,可他还适应不了家里发生的变化,整天就想着爸妈能重新在一起,盼不着,就高兴不起来,也没心思好好学习,成绩越来越差。这个孩子就属于心理上"生病了"。每个人在一生中都会遇到各种心理卫生问题,如果不加以重视,就容易诱发心理疾病,影响生活质量。心理健康是健康不可缺少的一部分,重视和维护自身的心理健康是非常必要的。

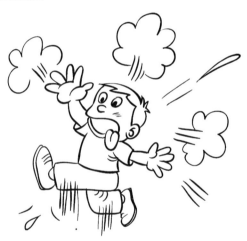

59. 心理健康受哪些因素影响

心理健康会受到生物、心理和社会等因素的影响。其中,生物学因素包括遗传、年龄、性别、躯体疾病等;心理因素包括人的个性特征、对事物的看法、情绪特点等;社会因素包括生活中的各种大事、意外事件和不良事件、家庭和社会的支持等。

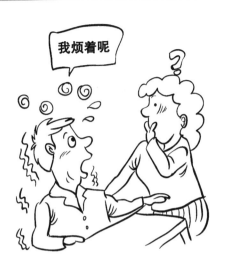

60. 心理卫生问题如何分类

从健康到疾病状态,心理卫生问题可分为:健康状态、不良状态、心理障碍、心理疾病四个等级。

我国当前重点防治的精神疾病是精神分裂症、抑郁症、儿童青少年行为障碍和老年性痴呆等。

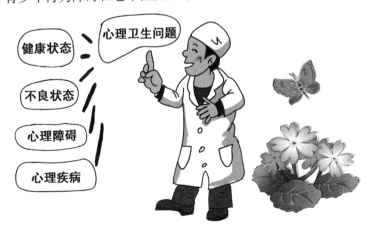

61. 什么是心理不良状态

心理不良状态是一种常见的亚健康状态,是介于健康与疾病之间的状态,过于好胜、孤僻、敏感、工作压力大、婚恋挫折、长时间加班、身体疾病等因素均会引起。心理不良状态一般持续一周可缓解。处于心理不良状态的人多能完成日常工作学习和生活,只是感觉到愉快感少,痛苦感强,"很累""没劲""不高兴""应付"等消极的词常挂在嘴边。大部分人可通过自我调整如休息、聊天、钓鱼、旅游以及改变看待问题的观念等方式使心理不良状态得到改善。小部分人若长时间得不到缓解,就有可能形成一种相对固定的状态,应该寻求心理医生的帮助。

62. 你会"心理按摩"吗

"一切的成就,一切的财富,都始于健康的心理。"当心理疲惫时,使用"心理按摩"是保持心理健康的良方。所谓"心理按摩",就是通过各种健康的手段,如幽默、倾诉、运动、娱乐等,使人心情愉悦、精神放松。

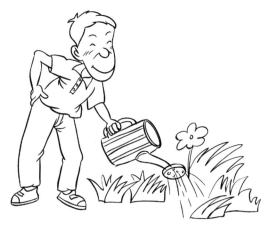

幽默是一种有效的转化剂,其可化痛苦为愉快,化尴尬为融洽,缓解生活中的矛盾和冲突,适时地来点幽默逗趣可以起到缓解疲劳、化解焦虑等作用。倾诉是一种自我心理调节术,在你觉得心里"堵得慌"时,如能及时地向值得信任的亲朋好友倾诉,可以在别人的理解中,使自己受挫的心灵得到安抚。运动可根据自己的兴趣,选择一种适合的方式,如散步、跑步、爬山、练剑、打拳等,使身心得到放松。娱乐是心理的润滑剂,一些健康的娱乐活动,如饱览群书、提笔绘画、习练书法、养花钓鱼等,既能增长知识,又能广泛交友,更能使人享受其中的乐趣。

63. 哪些生活方式有益于缓解心理不良状态

起居有常,生活规律。

饮食有节,合理营养。

适量运动,持之以恒。

心态平和,处世乐观。

发展兴趣,放松身心。

开怀一笑,舒缓压力。

与人倾诉,适当宣泄。

64. 什么是心理障碍

如果你出现了人际交往的障碍,经常性的不良情绪,不明的躯体痛苦,反常的自己控制不了的行为,极度讨厌自己或厌恶别人,工作、学习效率明显下降等,并且这些现象持续了 3 个月以上,那么你就要警惕心理是否出现了障碍。心理障碍是心理活动中发生的轻度创伤,属于正常心理活动中暂时性的局部异常状态。每一个健康人都或多或少都会有一些自卑、悲观、易怒、失眠、体力下降、社交场合手足无措等心理困扰,但患有心理障碍的人表现的持续时间往往较长,程度也更重一些,甚至影响到了个人正常的生活。

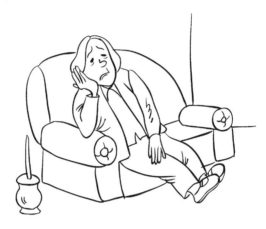

65. 有了心理障碍怎么办

心理障碍会影响到一个人正常的生活。当意识到自己可能有心理障碍时,先不要"乱了阵脚",可以尝试通过控制不良情绪、放松身心等方法来进行自我调整。如果经过自我调整后仍无法消除心理障碍,那么可以去看心理医生,在医生的指导下积极配合治疗,心理障碍是可以"治愈"的。对于心理障碍患者,其家庭成员应予以理解和关爱,必要时陪同他们去接受治疗,让他们感受到来自家庭的温暖和亲人的鼓励,这将有助于患者健康的恢复。

66. 什么是心理疾病

心理疾病,是指一个人在情绪、观念、行为、兴趣、个性等方面出现一系列失调现象,是较严重的心理异常,包括神经症、人格障碍、精神病等。

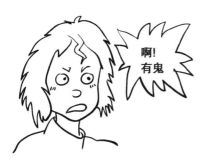

目前，人们对心理疾病认识还不够，有偏见、恐惧，甚至无法接受。其实心理疾病既可以治疗，也可以预防。人们对此应该有一个全新的认识，尤其是对有心理疾病的人要给予理解，不能歧视或鄙视他们，而应该多关心和帮助他们，使他们早日恢复健康。

67. 心理疾病主要包括哪几类

心理疾病大致可以分为以下几类：
（1）应激反应和适应不良反应。
（2）轻度心理疾病，主要是指神经症。
（3）心身疾病。
（4）大脑病患及躯体缺陷所表现的心理疾病。
（5）重度心理疾病，主要是指精神障碍疾病。

68. 什么是心理应激

人在某种环境的刺激作用下，由于无法应付突如其来的变化而产生紧张、恐惧、不知所措等心理，被称为心理应激。心理应激时除了出现心跳加快、血压升高、胃肠不适、出汗、肌肉抽搐、头痛、月经周期紊乱等身体上的反应外，有的人还

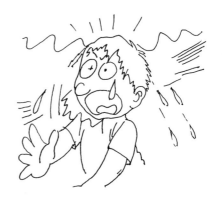

会表现出麻木、否认、焦虑、内疚、责难、愤怒、噩梦、被遗弃感、孤立、悲伤、抑郁、易激惹等心理表现,通常一段时间后会适应,症状缓解。

日常生活中的许多事情都可能成为心理应激源,影响较大的事件主要有:配偶、家人的死亡,离婚,家庭主要成员患急重病,婚外恋,失恋,夫妻吵架,新婚,失业或退休,升学,怀孕和生孩子,职业的改变和变换工作单位,参与重大的比赛等。

69. 心理应激对健康有哪些影响

心理与健康的关系中,心理应激是一个十分重要的中间环节。适度的心理应激不但可以增强大脑分析、判断、决策功能,提高注意力和做事的效率,而且还能提高人的适应能力以及处理事情的能力,有利于一个人的成长、发展。但如果心理应激超过一个人的承受能力,就会造成人体各个器官、系统协调失常,使人容易得病,或加重已有的疾病。长期的心理应激还会使人出现头晕、乏力、心悸、胸闷、血压升高等症状,降低人体免疫力,严重的会产生心身疾病、神经症和精神病等病症。

由此可见,心理应激对健康既有积极作用,也有消极影响。因此,我们要善于利用心理应激的积极作用来提高个人的能力,并通过控制情绪波动、学会放松、寻求家人朋友的支持等途径把心理应激对健康的消极影响尽可能降到最低程度。

70. 什么是创伤后应激障碍

一高中学生因地震房屋倒塌而差点丧命。此后他在看到道路施工或房屋施工现场时,都会感到恐惧,进而还因害怕晃动而不能乘车,逐渐变得躲在家中不肯出门,不敢看电视中出现的地震、火灾等画面。这个高中生的"奇怪"举动正是由于创伤后应激障碍所造成的。

　　创伤后应激障碍,是指人在遭遇威胁性或灾难性生活事件(如地震、洪水、火灾、战争、交通事故、凶杀等)后,延迟和长期持续出现的精神障碍,是一种创伤后心理失衡状态。创伤后应激障碍可在数月至半年内出现,也可在20~40年后才发病。所以,如果在经历过一些威胁性或灾难性的生活事件之后,出现经常做噩梦、过度敏感、创伤经历的反复再现、回避能引起创伤回忆的刺激等表现,应及时寻求心理治疗。

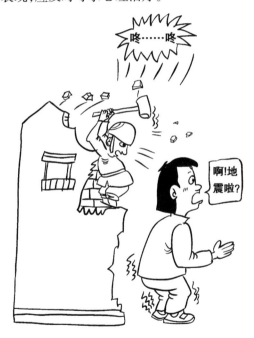

咚……咚

啊!地震啦?

71. 什么是心身疾病

　　心身疾病是指疾病的发生、发展和康复过程中心理因素占据关键或主要位置的一类疾病。提到心身疾病,我们就很容易想到另一个名词:身心疾病。有不少人认为这两者是一回事,其实不然。心身疾病的病因重在心理因素,而身心疾病是因为人的身体疾患而引起心理、行为上的变化。因此,不能把心身疾病和身心疾病混为一谈。

72. 哪些疾病可以称为心身疾病

心身疾病目前包括的范围是很广的,涉及多个系统,以下疾病都可能是心身疾病。这些疾病的治疗除了药物的系统治疗外,配合心理治疗,有助于更快、更有效地康复。

按器官和学科	常见疾病
心血管系统	冠心病、原发性高血压、心律不齐
消化系统	胃、十二指肠溃疡,溃疡性结肠炎,胃痉挛,精神性(心因性)厌食
呼吸系统	支气管哮喘、过度换气综合征
内分泌系统	甲状腺功能亢进症、肥胖症、糖尿病
神经系统	紧张性头痛、偏头痛、痉挛性斜颈
泌尿生殖系统	遗尿、阳痿、月经不调、经前紧张症
肌肉骨骼系统	类风湿关节炎、肌痛、颈臂综合征
皮肤科	荨麻疹、湿疹、过敏性皮炎,皮肤瘙痒症
眼科	原发性青光眼、弱视
耳鼻科	梅尼埃综合征、口吃、咽部异物感
妇科	功能性子宫出血、不孕症
口腔科	舌痛、口腔炎、口臭

73. 什么是身心健康的"五快"和"三良"

世界卫生组织提出身心健康的标准为身体健康的"五快"和精神健康的"三良"。"五快"是：吃得快、睡得快、便得块、说得快、走得快。"三良"是：良好的个性、良好的处事能力、良好的人事关系。

74. 什么是神经症

神经症是一组主要表现为焦虑、抑郁、恐惧、强迫、疑病或神经衰弱等症状的精神障碍，包括神经衰弱、强迫症、焦虑症、恐惧症、疑病症等，多与心理、社会因素有关，随着外因压力增大而加重。

神经症常见于情绪不稳定和性格内向的人，神经症患者的生存能力、学习和工作能力，以及人际交往能力基本完好，但是在坚持学习、工作和人际交往方面非常吃力，效率低下，适应性很差。同时，患者对自身的状况有自知之明，多有强烈的求治愿望。

75. 什么是神经衰弱

方某是一名重点中学的女教师。两年前学校改变工作考核方案，她感觉压力增大，晚上入睡困难，很容易惊醒，做梦一个接一个。由于睡不好，她白天上课就昏昏欲睡，记忆力明显下降，有时见着熟人却怎么也想不起他的名字。她每天都觉得不开心，对稍强的光线或噪声都不能忍受，还经常会头痛、发脾气。后来，她听家人的劝说来到心理卫生机构求医。经诊断，心理医师告诉她，这是患了神经衰弱。神经衰弱是一种大脑容易兴奋和精神容易疲劳，并伴有睡眠障碍、头痛、头晕眼花等身体上不

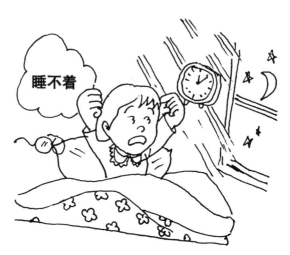

适,以及情绪紧张、容易被激惹的精神障碍。方老师在心理医生的指导下,积极进行放松训练,并配合运动、饮食等疗法,一个月后症状明显好转,整个人的精神面貌也焕然一新。

76. 什么是强迫症

刚离开家突然不能确认房门是否锁好,于是返回检查一番;手机放口袋里总怕没听见来电铃声,一会儿就拿出来看一遍;出门发现忘记带包,而包其实就在自己肩上……这些是很多人都曾有过的感受和经历,心理医生认为这些行为是强迫心理所致,严重的会发展为强迫症。强迫症是一种以反复出

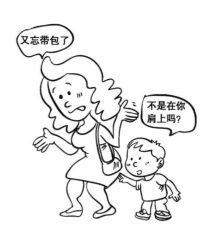

现的强迫观念和强迫行为为主要特征的神经症。患者反复出现的某种观念、欲望或行为,对患者来说是没有意义或多余的,患者很想摆脱,但又无法摆脱,因此感到十分痛苦和焦虑。

需要指出的是,如果强迫行为或观念只是轻微的或暂时性的,自己不觉得痛苦,也不影响正常生活,就不算强迫症。而如果强迫行为或观念每天反复出现,至少持续 3 个月,并干扰了正常生活就可能是患了强迫症,需要去诊断治疗。

77. "洁癖 = 讲卫生"吗

小张在某商店当售货员,爱清洁的习惯在商店里是出了名的。她接触过任何东西后就要去洗手,而且一洗就没完没了,终于洗完的时候,小心地用两个指头关上水龙头,突然又觉得这两个指头又弄脏了,还得洗。她也觉得这个习惯不好,但总也改不了。现在她甚至还要用消毒水来洗手,每天洗十几次,晚上还要戴着手套睡觉,以免双手被污染。虽然小张这般爱干净,可她却是个经常感冒的人,最近,口腔里还长出了溃疡,医生说是与她的"洁癖"有关。像小张这样,每天反复清洗双手,欲罢不能,不仅破坏了生活中的有益菌,而且丧失了通过少量有害菌的接触增强机体免疫力的机会,导致菌群失调,使人体容易患口腔溃疡、腹泻、感冒、咽炎等多种疾病。从心理学的角度来说,"洁癖"是强迫症的一种表现,需要通过心理疗法来进行矫治。

78. 什么是恐怖症

有些人一进入电梯就感到害怕;有些人很怕见到陌生人;还有些人对昆虫、蛇、猫等动物恐惧不已……如果一个人面对某种物体或某种环境产生一种过分的、令人难以理解的恐怖感,以致会千方百计地躲避这种物体或环境,或是带着畏惧的心理去忍受,那么他可能已经患上了恐怖症。常见的恐怖症主要有 3 种类型:场所恐怖症、社交恐怖症和特定恐怖症。场所恐怖症的害怕对象主要为某些特定环境,如广场、封闭的场所、交通工具等,一旦处于这种环境下,就会过分担心出不去。社交恐怖症的害怕对象主要为社交场合和人际接触,如一出现在公共场合就会感到脸红心跳、忐忑不安,怕与陌生人接触等。特定恐怖症的害怕对象是一些特定物体或情境,如动物(昆虫、鼠、蛇、狗等)、高处、黑暗、雷电或尖锐锋利物品等。

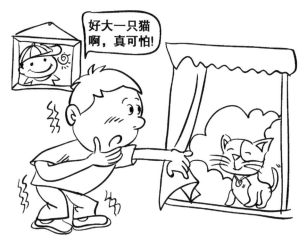

好大一只猫啊,真可怕!

79. 如何战胜恐惧心理

小乔从小性格孤僻,父母很忙,与她沟通很少。进入大学后,她总感觉自己不如别人,怕被同学耻笑,不敢去上课,不敢与同学来往,甚至怕与别人的视线相对而被人说不正经。后来,心理医生建议其采用脱敏疗法、认知疗法、家庭疗法等来克服恐惧心理。比如,父母带小乔去亲属家做客,通过与熟人的交往等强度小的刺激来逐步消除恐惧障碍;家人多主动与小乔一起谈心、交流,让其帮忙做些力所能及的事,从而营造和睦、温馨的交往氛围等等。经过一段时间,小乔渐渐好了起来。

通过小乔的例子可以看出,战胜恐惧心理,一要提高对事物的认知能力,看到自身的优势,增强信心;二可以用多次的弱小刺激来增强心理承受能力;三需要家人的关怀,帮助其战胜恐惧心理。

80. 什么是焦虑症

焦虑是指一种内心紧张、预感到似乎即将发生不幸时的心境。焦虑对人体而言有一定的保护意义,但过度的焦虑就是一种病态了。焦虑症患者经常突然地出现紧张不安、忧虑等情绪,并伴有头晕、心悸、过度呼吸、胸闷、口干、尿频、出汗、震颤等症状。焦虑的情绪并非由于实际的威胁所引起,与其所处的现实处境不相称。

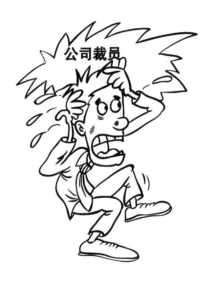

公司裁员

81. 如何预防焦虑症

放平心态,知足常乐。凡事想得开,让自己的思想不断适应现实的变化,遇到不顺心的事,尽可能保持冷静,不轻易发脾气。

学会自我疏导。当自己过于焦虑时,要树立起消除焦虑心理的信心,通过转移注意力等方法来消除焦虑症状。

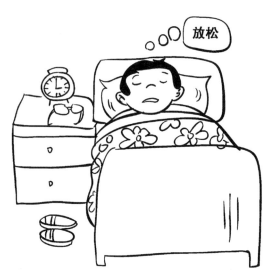

学会自我放松。当你感到焦虑不安时,可以运用自我意识放松的方法来进行调节,如,先端坐不动,闭上双眼,然后开始向自己下达指令:头部放松、颈部放松,接着四肢放松,最后直至全身放松。随着全身逐渐放松,焦虑心理会得到舒缓。无法自我排解时一定要寻求医生的帮助。

82. 什么是疑病症

身体有不适到医院检查是正常的,但如果像李某这样就可能是得了疑病症。李某,28岁,一年前从外地打工回来后,发现自己鼻子有黑点,就经常用手去挤,并照镜子,此后只要一有空就照镜子,不可控制。黑点消除后,又感觉自己的肝、胃、膀胱也有毛病,整天怀疑、担心自己得了不治之症。一年来他先后去了七八家医院看过病,做过各种检查、化验,结果显示一切正常,医生也告诉他身体没有病,可是他并不相信,还是经常往医院跑。

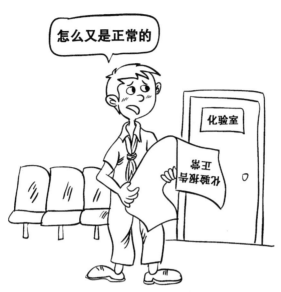

　　疑病症的患者表现为过分关注自己的身体状况,自己身体出现任何轻微的变化和不适时,就会怀疑得了某种严重的疾病。尽管经过医生反复解释和详细检查证明身体没有异常,但仍不能消除他的疑虑和恐惧,总是千方百计地到处求医检查,寻找"更好""更可靠"的治疗。

83. 什么是癔症

　　王某,26岁,一家服装厂的女工,有一天她得知自己被厂里辞退了,万分委屈地哭了一会儿后,突然一反常态,变得怒不可遏、狂呼乱叫、碰撞撕咬,强行被工友们拉住后,她又不停地捶胸撕衣、哭天喊地。听王某的家里人说,她向来性格急躁,喜欢说三道四,人际关系比较紧张。后经心理医师诊断,王某患有癔症。

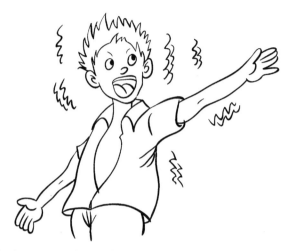

癔症,就是我们常说的"歇斯底里"。癔症患者多易受暗示,喜欢夸张,感情用事,高度以自我为中心,常常由于精神因素或不良暗示引起发病。有的人在情绪激动或与人争吵中会突然出现大喊大叫、哭笑无常、打人毁物、昏睡、遗忘、神游、失明、失语、瘫痪等精神障碍和躯体障碍。在有些地方,人们把癔症患者当成是"神鬼附体""气迷心窍",这实际上是没有科学依据的。通过暗示疗法等进行治疗,可消除患者疑虑,减轻症状。

84. 什么是抑郁症

抑郁症是一种常见的精神疾病,主要表现为情绪低落,兴趣减低,悲观,思维迟缓,缺乏主动性,过度自责,饮食、睡眠差,担心自己患有各种疾病,感到全身多处不适,严重者可出现自杀念头和行为。

目前抑郁症已成为全球疾病中给人类造成沉重负担的第二位重要疾病。据统计,我国抑郁症发病率为 2%~5%,由于得不到及时专业的治疗,复发率更是高达 85%,患者自杀率高达 15%。

85. 如何识别抑郁症

典型抑郁症的症状可以概括为五个字:呆、懒、变、忧、虑,即注意力难以集中,记忆力、思考能力下降,联想困难;精神减退或自我感觉疲乏无力,连简单的工作或家务活也懒于应付;性格明显改变,与以前判若两人;意志消沉,对前途悲观,兴趣减退甚至丧失,对往常感兴趣的事也会表现出厌烦、冷淡,心情压抑,出现失眠、食欲下降等,并感觉到身体不适;胡思乱想,感到活着没有意思,有自杀念头甚至有自杀行动,自我评价过低,常常自责、自卑或有内疚感等。如果有这些症状并持续超过两周,就可能是患了抑郁症,应积极寻求专业心理机构的帮助,以免抑郁症严重,危害自己或他人。

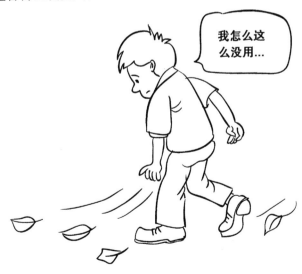

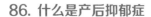

86. 什么是产后抑郁症

产后抑郁症(postpartum depression)是指女性于产褥期出现明显的抑郁症状或典型的抑郁发作,与产后心绪不宁和产后精神病同属产褥期精神综合征。发病率为15%~30%。典型的产后抑郁症于产后6周内发生,可在3~6个月自行恢复,但严重的也可持续1~2年,再次妊娠则有20%~30%的复发率。其临床特征与其他时间抑郁发作无明显区别。

87. 产后抑郁症表现

新妈妈陈某刚刚生下一个男孩,全家人都很高兴,可孩子满月后,家人发现陈某发生了一系列变化,她白天总是无精打采,缺少笑容,晚上又睡不着觉,心情压抑、烦躁、易发脾气,对什么都没兴趣,不思茶饭,奶水明显减少,总担心孩子会生病,怀疑自己能否把孩子养大,甚至有抱孩子去跳楼的可怕念头,为了怕害死小孩,常常强迫自己不去靠近,不去抱小孩。经过诊断,陈某得了产后抑郁症。产后抑郁症发生在妇女生孩子之后,由于产后体内激素变化、休息欠佳、焦虑、婚姻问题等都会引起抑郁症的发生。作为家人,在保证产妇产后身体健康的同时,也要关心其情绪变化。

88. 抑郁症患者如何自我调整

抑郁症在开始阶段或症状不太严重时,患者可以通过自我调整来缓解或消除抑郁症状。抑郁症患者不妨为自己订出每日行动计划,督促自己完成,并多安排一些能让自己高兴起来的事情,如访友聊天、文娱活动、欣赏音乐等。增加人际交往也是治疗精神抑郁的良好方式,要克服自卑心理,尝试主动与人交往,出现烦恼及时对人倾诉等。经常锻炼,从运动中收获自信心,松弛精神,缓解抑郁情绪。季节性抑郁症患者,可以经常到户外晒晒太阳、看看绿色植物,这样有助于缓解抑郁症状。如果经自我治疗效果不佳或症状加重时,应及时接受专业的系统心理治疗。

89. 如何防止抑郁症患者自杀

自杀是抑郁症患者最严重而危险的症状。抑郁症患者处于患病初期、病情复发加剧期,或严重抑郁患者症状缓解时,常常容易发生自杀。预防抑郁症患者自杀最好的方式,就是尽早发现问题,并给予系统、正规的治疗。其次,抑郁症患者的家人对其自杀的危险性要高度重视,在日常的观察和交流中及时辨别出自杀信号并采取相应的防止措施。当抑郁症患者出现以下情况时,家人要提高警惕:

(1)抑郁情绪发生变化,有些患者下定决心自杀后情绪反而可能平静下来。

(2)突然拒绝继续治疗。

(3)极力否认、回避自杀问题。

(4)对家人表达内疚感,反复自责。

(5)为自杀做具体的准备,如写遗书、与亲人最后见面、对自身后事做交代、嘱托等。

90. 开展心理健康体检的好处

开展心理健康体检可以使用科学的心理测量方法,对受检者的心理健康状况及心理素质进行评估,心理健康体检可以尽早发现心理问题,并及时进行干预和治疗。

91. 什么是神经性厌食

徐某,女,高二学生,个子高挑,眉清目秀,擅长舞蹈,是学校的文艺骨干。一次体重测量为50千克,她认为太胖了,会影响到自己优美的舞姿,就开始拼命节食。没几个月体重下降了10千克多,整个人消瘦无力,经常头晕、感冒,还出现了停经的现象。

像徐某这样盲目追求"以瘦为美"的女性有不少,她们为了达到"理想"的体重而限制自己的食欲,有时近乎疯狂,从而导致身体出现营养不良、头晕、注意力不集中、虚弱、体力下降、经常感冒等神经性厌食的症状,严重的骨瘦如柴,更糟糕的是患有严重神经性厌食的人往往自己不想吃,强迫她吃东西又会引起反射性呕吐,最终危及生命安全。对神经性厌食患者一般需要心理治疗与药物治疗相结合的综合方法进行干预。

92. 常见的大脑病患及躯体缺陷所表现的心理疾病有哪些

大脑病患及躯体缺陷所表现的心理疾病常见的有三种类型:

(1)大脑功能发育不全时所表现的心理异常,如智力落后、智力迟滞等。

(2)大脑器质性病变时出现的心理疾病,如脑震荡、脑挫伤、脑炎等脑损伤后产生智力障碍、遗忘症、人格异常等表现。

(3)盲、聋、哑、跛等躯体缺陷时所发生的心理异常。

93. 如何区别神经症、神经病和精神病

有许多人并不清楚神经症、神经病、精神病三者之间到底有何区别,有时甚至以为他们是一回事。其实,这三个概念有很大的区别。

神经症:一般认为与心理压力和性格特征有关,主要是主观感觉方面的不良,没有相应的器质性损害,常见病种有焦虑症、恐怖症、强迫症、神经衰弱等。

神经病:主要是指神经的器质性病变,多与神经系统的炎症、变性、肿瘤等有关,不属于心理疾病,常见病种有颅脑损伤、重症肌无力、脑血管病等。

精神病:精神病是指严重的心理障碍。患者的认识、情感、意志等心理活动都会出现持久的明显的异常,因此影响正常的学习、工作、生活,行为显得古怪、与众不同。在病态心理的支配下,患者会出现自杀或攻击他人的行为,同时患者往往认为自己的心理与行为是正常的,拒绝治疗。常见病种有精神分裂症、偏执型人格障碍、心境障碍、反应性精神病等。

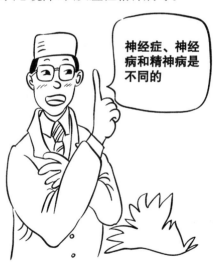

94. 什么是精神分裂症

精神分裂症,顾名思义,就是患者的精神活动处于"分裂"

状态。这是一种病因未明的常见精神疾病,患者的思维方式是常人无法理解的,而自己却是"不知不觉",其情感冷淡、迟钝,反应不恰当、不合时宜。同时,精神分裂症患者的行为异常表现得很突出,如蓬头垢面、披头散发,甚至裸体外出等。另外,还伴有妄想、幻觉等。而患者通常否认自己患有精神疾病,并拒绝接受治疗。

总的来说,精神分裂症是具有知觉、思维、情感、行为等多方面的障碍以及精神活动与环境不协调为特征的一种精神疾病。该病常起病于青壮年时期,起病过程较缓慢,当发现时往往已经发展到比较严重的程度。一般来说,多数患者经过系统合理的治疗,可以使病情得以缓解,但是该病的复发率较高,如果延误治疗会导致疾病慢性化,影响患者正常生活。

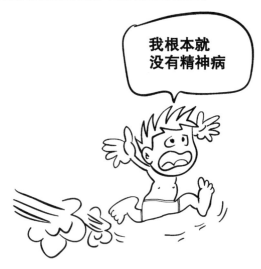

95. "冲喜"可以治好精神分裂症吗

在过去,有的家庭受迷信思想影响,认为精神分裂症患者疾病严重时完婚,借喜事能把病"冲掉"。其实,用这种方法不仅不能治好病,反而因人多、事杂、吵闹等刺激患者,使病情加重,给患者和他人都带来痛苦和不幸。最明智的办法是:尽早带患者到专科医院检查,及时科学治疗。

96. 如何预防精神分裂症复发

精神分裂症是一种有明显复发倾向的疾病,而且复发次数越多,疾病所遗留的精神残疾问题就越严重。那么,如何有效地减少精神分裂症的复发呢?

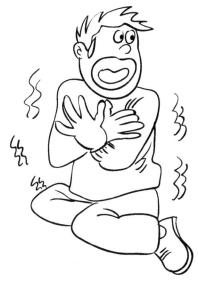

第一,坚持服药,这是预防复发最有效的措施。许多患者病情复发是由于停药或随意减少药物剂量引起的。精神分裂症患者在病情缓解后仍须继续巩固治疗,家属应配合医师说服患者坚持服药,在医师的指导下减少药物剂量。

第二,定期门诊复查。通过门诊复查,既能让医师及时了解病情并根据病情变化调整治疗方案,也可使患者得到心理治疗,解决患者在生活、工作和药物治疗过程中的各种困惑。

第三,及时发现复发的先兆。精神分裂症的复发是有先兆的,常见的复发先兆有:患者无原因出现睡眠不好、懒散、发呆发愣、情绪不稳、无故发脾气等,这时就应该及时就医。

第四,减少诱发因素。患者在病情得到控制后,生活应有规律,做一些力所能及的事,避免过度操劳。家人要尽量创造良好的家庭环境,避免使其受到不良刺激,同时经常和患者交流,及时了解其情况,并指导患者正确对待疾病,减少其心理压力。

97. 如何预防和处理精神分裂症患者的意外事件

对可能发生意外事件的患者,家属要提高警惕,加强危险物品保管,以防患者利用作为自伤、伤人的工具。绳带类物品、玻

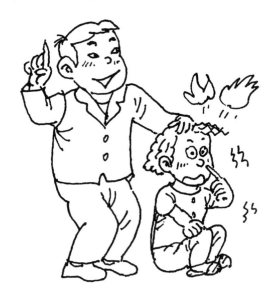

璃器皿、锐器物品、易燃物品、剧毒物品等都可能成为患者发生意外事件的危险物品,一定要注意妥善放置。另外,要加强对患者的监护,及早发现意外先兆,并采取有效措施,防患于未然。夜间和清晨一般是患者易发生意外的时间,如果患者有入睡困难或者早醒情况,一定要严加看管,注意防止意外的发生。

发生意外事件,首先要处理紧急情况,稍后再了解原因。意外事件处理,如外伤、自缢、服毒等,需用内外科抢救方法进行。如发现自缢,要立即解救;发现触电,立即切断电源,随后进行心肺复苏的抢救。抢救过来的患者,需严密观察,防止再度发生事故。

98. 什么是人格障碍

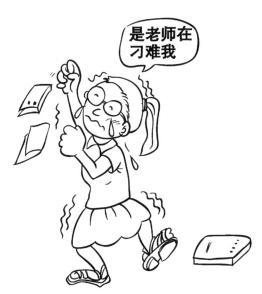

小艳,是一名女大学生,学习成绩优秀,不过一直自视清高,好胜心强。近半年来她的脾气变得越来越坏,在学校和老师

顶撞,回到家跟父母顶嘴,还拒绝参加学校及班级活动。朋友同学的关心和帮助,被认为是看不起她;老师劝说她不要太自以为是,她却认为老师在故意刁难她,与父母、老师、同学的关系日渐恶化。小艳弄不清问题到底出在哪里,后来在母亲的陪伴下,她进行了心理咨询,被诊断为偏执型人格障碍,是人格障碍的一种类型。

所谓人格障碍,是指人格特征明显偏离正常,使患者形成了特有的行为模式,导致患者对环境适应不良,明显影响其社会和职业功能,患者自己感到痛苦。人格障碍通常开始于童年或青少年,并一直持续到成年或终生。在18岁以前诊断为儿童行为障碍,18岁以后诊断为成年人格障碍。

99. 人格障碍的常见类型有哪些

世界卫生组织将人格障碍分为10种类型,即偏执型、分裂型、社会紊乱型、情绪不稳型、表演型(癔病型)、强迫型、焦虑型、依赖型,其他和未特定的人格障碍。不同类型的人格障碍有其不同的表现特点及诊断标准,如偏执型人格障碍的主要特点是敏感多疑,容易与人产生对立;表演型人格障碍表现为不成熟、好表现自己、做作夸张等。

如果你发觉自己的态度、情感、行为方式、人际关系等方面出现了异常,已经影响了正常的生活,自己也为此感到痛苦,并且这样的情况至少持续了两年,那么你就应该考虑去专业机构进行诊断、治疗。

100. 什么是性心理健康

世界卫生组织认为,性心理健康是指:"通过丰富和提高人格、人际交往和爱情的方式,达到性行为在肉体、感情、理智和社会诸方面的圆满和协调。"

性心理健康要具备以下四个条件:性别身份明确;良好的性适应;平等对待两性;能够自然地、高质量地享受性生活。

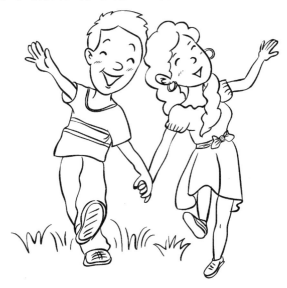

101. 遇到心理问题时为何应主动寻求帮助

汪某心里一直有件烦心事:他的儿子已经快大学毕业了,可是他总觉得儿子不太合群,平时只要不去学校就待在家里,哪里也不肯去,与同学、朋友几乎没有交往。他怀疑儿子是不是有心理问题,想带他去看心理医生又不敢,怕这样会伤儿子的自尊,也怕被人说三道四。

生活中像汪某这样害怕去心理咨询的人还有很多。结果,原本可以很好解决的心理问题就真的延误成了心理疾病。实际上,我们每个人在不同时期都有可能存在不同程度的心理问题,当遇到自己解决不了的心理问题时,应该尽早去专业机构进行咨询、检查和诊治。早发现、早解决心理问题可以有效预防心理疾病的发生或病情加重,减少和避免对正常生活的不良影响。

如果是一般的心理问题,可以进行自我心理疏导,也可以去专业的心理咨询机构或综合性医院心理咨询门诊进行咨询。如果是心理障碍,应该去综合性医院心理咨询门诊或去精神疾病专科医院的心理咨询门诊接受治疗。如果患了精神疾病,就必须去精神疾病专科医院的精神科门诊进行治疗。

102. 什么叫心理危机干预

心理危机是指由于突然遭受严重灾难、重大生活事件或精神压力,使生活状况发生明显的变化,尤其是出现了用现有的生活条件和经验难以克服的困难,以致使当事人陷于痛苦、不安状态,常伴有绝望、麻木不仁、焦虑,以及自主神经症状和行为障碍。心理危机干预是指针对处于心理危机状态的个人及时给予适当的心理援助,使之尽快摆脱困难。

103. 什么是心理咨询

心理咨询被誉为"温柔的精神按摩",其是指通过心理医师的劝导、启发、安慰和辅导,使来访者在认识、情感、态度和行为上有所变化,帮助其解决学习、工作、生活、疾病和康复等方面出现的心理问题,从而使来访者能更好地适应环境,保持身心健康。

需要有所认识的是,心理咨询师不是"救世主",他通常不会为你拿主意,而主要是帮助你澄清事实,分析利弊,开阔和转变思路,疏导不良情绪,使你发现自己的优势和潜能,最终达到自我实现的目的。

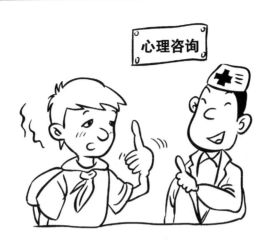

104. 什么情况下应考虑去心理咨询

凡是遇到和心理有关的问题都可以找心理咨询师。一般人有个误解,认为去心理咨询的人都是"疯子""精神有毛病",由于这种偏见,许多人不敢轻易去进行心理咨询,害怕别人认为自己精神不正常。

具体来说,遇到以下一些情况可以考虑去心理咨询:

(1)情绪极差,难以自我调整。

(2)当遭遇突如其来的打击导致心理危机。

(3)有明显的不平常言行举止。

(4)身体有不适感觉,但多次检查没有发现明显的阳性结果。

(5)心理原因引起性功能障碍。

(6)出现酒精和药物依赖、不良生活习惯和非健康行为需要矫正。

(7)对自己的生活质量和目前状况感到不满。

(8)希望进一步改善自己的性格。

（9）当在人际关系中出现了较大的问题。

（10）在个人发展、前途、事业上遇到影响心理的问题。

（11）睡眠不好影响生活。

（12）家庭、婚姻中出现难以解决的问题。

（13）孩子出现学习困难、行为不良、厌学等问题。

105. 常用的心理疗法有哪些

心理治疗是通过语言和非语言的交流方式，来影响对方的心理状态，改变对方的想法、情感、态度和行为等，达到排忧解难、减轻心理痛苦的目的。心理治疗的方法是多种多样的，常见的有精神分析疗法、行为疗法、认知疗法、催眠疗法、婚姻家庭疗法、森田疗法等。具体采用何种心理治疗方法应因人因病而异。治疗中既可采用单一的心理治疗方法，也可将多种心理疗法相互融合。

106. 如何学当自己的"心理医生"

由于现代生活方式的改变，生活节奏的加快，许多人都有不同程度的"心病"，并因此感到无所适从。其实，一般的心理问题都可以自我调节，每个人都可以用多种形式自我放松，缓和自身的心理压力和排解心理障碍。面对"心病"，提高自己的心理素质，学会心理自我调节，学会心理适应，学会自助，每个人都可以在心理疾患发展的某些阶段成为自己的"心理医生"。首先要掌握一定的心理卫生科学知识，正确认识心理问题出现的原因；其次，冷静清醒的分析问题，用健康的思维方式来待人处事，用积极、乐观的态度来面对生活；再者，恰当的评价自我调节的能力，选择适合自己的放松方式来给心理减压，如听音乐、垂钓、健身、旅游等。

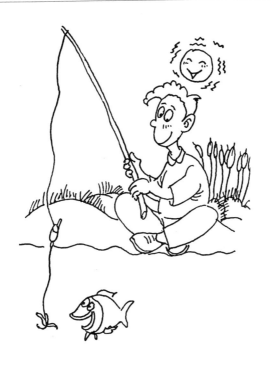

107. 心理疾病患者服药需注意什么

心理疾病患者在治疗过程中,需要在心理治疗的基础上联合药物治疗时,一定要在医生的指导下进行药物治疗。服药必须做到足量、足疗程,切忌自己随意调整药物品种、剂量,或擅自减药、停药,否则可能会导致治疗效果不佳或疾病复发。

108. 什么叫精神障碍

精神障碍又称精神疾病,是指精神活动出现异常,产生精神症状,达到一定的严重程度,并且达到足够的频度或持续时间,使患者的社会生活、个人生活能力受到损害,造成主观痛苦的一种疾病状态。

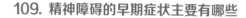

109. 精神障碍的早期症状主要有哪些

精神障碍早期主要可能会有的症状有：

（1）懒散：不讲个人卫生，工作不认真，不遵守劳动纪律，受到批评也觉得无所谓，仍然我行我素。

（2）淡漠：对人冷淡，回避社交，寡言少语，常独自呆坐，或无目的漫游，对他人的关心也无动于衷。

（3）自语、自笑：经常喃喃自语、不知所云，或者独自发笑，令人不解。

（4）猜疑：无端地怀疑他人对自己有恶意，情绪易变，无故发脾气或紧张恐惧。

（5）莫名其妙的身体不适：总强调自己失眠、头痛、易疲劳，以此为理由长期回避社交和工作，并且安于现状，既不觉得这样有何不妥，也不积极地诊治。

（6）窥镜症状：长时间呆坐在镜子前面，端详自己的面容。看到自己的脸变形了，或者不真实了。

（7）情绪不稳：因为微不足道的小事伤心流泪、或兴奋不已、大发雷霆，与其既往性格不相符。

110. 精神障碍的致病因素主要有哪些

主要有以下方面的因素：①遗传。②素质。③理化、生物性因素，感染、中毒、外伤、癌瘤、缺氧、代谢障碍与内分泌疾病、营养缺乏、血管与变性疾病等。④心理社会因素。⑤机体的功能状态，如饥饿、过度疲劳、睡眠缺乏、精神紧张、酗酒等。

111. 精神障碍能治好吗

首先需要明确的是绝大多数精神障碍是能够治好的，所以精神障碍患者也不要有过大的心理压力,越是压力大的时候病情越糟糕,无形之中增加了治疗的难度,也不太容易治愈。临床相关调查数据显示大约有六成的患者经过一段时间的治疗后能够达到临床治愈的标准,第一次发病就接受治疗的效果更好。医生评断治疗效果的标准是症状消失了、自知能力恢复了。但也有一些精神疾病需要长期服药。精神疾病是否能治愈也与疾病的严重程度有关。只要坚持治疗,树立治病的信心,在医生的共同努力下,是能够恢复的。即使有些精神疾病不能治愈,但在医疗过程中也能得到有效的控制。

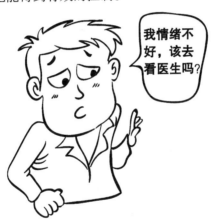

我情绪不好,该去看医生吗?

112. 国家对精神障碍患者的医疗费用有优惠政策吗

精神残疾属于我国六类残疾中的一类,受《中华人民共和国残疾人保障法》和《中华人民共和国精神卫生法》的保护。精神障碍患者的医疗费用按照国家有关社会保险的规定由基本医疗保险基金支付。医疗保险经办机构应当按照国家有关规定将精神障碍患者纳入城镇职工基本医疗保险、城镇居民基本医疗保险或者新型农村合作医疗的保障范围。县级人民政府应当按照国家有关规定对家庭经济困难的严重精神障碍患者参加基本医疗保险给予资助。医疗保障、财政等部门应当加强协调,简化程序,实现属于基本医疗保险基金支付的医疗费用由医疗机构与医疗保险经办机构直接结算。精神障碍患者通过基本医疗保险支付医疗费用后仍有困难,或者不能通过基本医疗保险支付医疗费用的,医疗保障部门应当优先给予医疗救助。

113. 家中有了精神障碍患者应该怎么办

亲人得了精神病,无疑是整个家庭的不幸,但这也是无法回避的事情。这里给患者家属三点忠告:一是承认现实,二是正确对待,三是尽早医治。

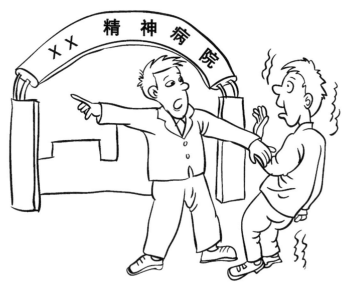

有些患者家属面对精神病患者的种种异常表现,或是出于面子原因,或是出于对患者前途的考虑,总是不愿意承认其心理和行为活动的异常。这样不仅于事无补,而且会延误治疗,对患

者十分不利。也有不少患者家属看到患者多次治疗未能痊愈，就认为"精神病反正治不好了"，以消极的态度对待患者的治疗，这也是很不正确的。随着医疗技术的不断发展，治疗精神病的药物和方法也在迅速增多，患者和家人要以积极的态度坚持不懈地配合医生的治疗，控制病情，促进康复。

114. 精神障碍患者能结婚生子吗

我国现行的法律并不禁止精神病患者结婚和生育。精神病患者在结婚前，要实事求是地讲清楚自己的病情，而不应隐瞒病情，以免婚后导致婚姻纠纷，对自己和他人都产生不良影响。对于病情严重或正处于发作期的患者来说，应先治疗，待病情稳定后再考虑结婚。

至于生孩子，双方应慎重对待。由于精神分裂症有明显的遗传倾向，精神分裂症患者子女的精神障碍的发病率明显高于健康人子女的发病率；女性精神病患者在服药期间怀孕，会对胎儿有一定的影响，如果停药则可能导致病情复发；从长远考虑，父母一方或双方患有精神病，不仅难以给孩子充分的关心和照顾，而且如果病情不稳定，容易影响孩子的健康成长。因此，精神病患者在病情稳定或缓解后，可以结婚，但是生孩子双方要十分慎重。

115. "隔绝"为何不利于精神病患者的康复

精神病患者曾在很长一个时期内被关进"疯人院"等脱离社会生活的收容性机构中，现实生活中，有很多家庭出于种种顾虑而将精神病患者关在家中，甚至关入铁笼。然而这种管理，可能会导致精神病患者的社会性退化，不利于其康复。

精神病患者的康复主要是使他们恢复或重塑良好的行为能

力并使其重返社会,能自理日常生活,有参加社会活动和工作的技能等,同时还要具备独立自主性,减少他们对他人的依赖等,与世隔绝并不能达到这样的目的。由于被限制了自由,他们不再有与外界交流的机会,终日无所事事,情绪变得更为抑郁,日常生活的能力、参加社会活动与工作的能力等都呈现出明显下降趋势。

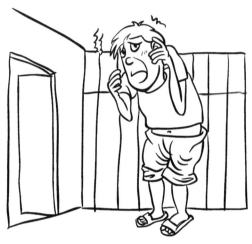

116. 如何消除对精神障碍和精神障碍患者的偏见和误解

目前,社会上大多数人对精神障碍的看法及对精神障碍患者的态度有了很大的转变,但偏见和误解并未完全消除,精神障碍患者在社会上依然受到不同程度的歧视,连患者的家属都感到家里有个精神障碍患者"脸上无光"。这些不正确的观点,给精神障碍患者造成不少的精神压力,妨碍了疾病的治疗、康复。

精神障碍也与其他疾病一样,是一种疾病的过程;精神障碍患者和其他患者一样,也应该以科学的态度来对待,请专科医生进行诊断和治疗,尽快控制病情。对于患者合理的要求,我们应尽可能满足或解决,如不能满足,也应耐心解释,不能简单敷衍,更不能讽刺挖苦。对处于恢复期的患者,社会、家庭要给患者正常的工作、学习和生活条件,尽可能保持其良好的情绪状态,这有助于巩固疗效、稳定病情。

除此之外,家属应照顾好患者的饮食起居及个人卫生,使患者生活有规律,鼓励患者参加一些力所能及的劳动及文体活动,监督服药,并为患者创造一个良好的家庭环境,让患者感受到家庭的温暖,促进患者康复。

117. 什么是精神病的社区康复

何某在精神病院康复出院后回到社区,社区工作人员每个星期都会上门或者电话联系,进行跟踪,了解他的情况。当工作人员了解到他十多天都没有吃药,精神状态出现不稳定的情况,及时通知了他的医生,在医生的建议下,工作人员与其家人一同将其送入医院治疗,情况得以稳定。

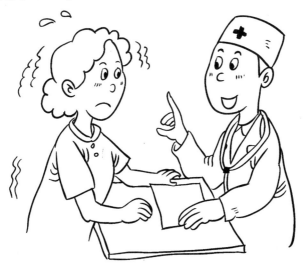

精神病患者除急性期住院治疗外,多数时间仍生活在社区中,因此以社区为基础的康复护理对精神病患者更为重要。精神病的社区康复是以社区为基地,由社区组织领导及参与,依靠社区的人力、物力、财力开展的康复服务。在社区的卫生、民政、社会服务等部门共同参与、密切配合下,发挥社区的潜力,在社区所能及的范围内,尽量为精神病患者进行身心的功能训练,促进精神病患者回归社会。将精神病康复工作纳入社区卫生服务,可使精神病患者就近得到经济有效、实用便利的康复服务。

118. 哪些机构可提供心理健康服务

各级精神卫生专业机构[包括精神专科医院和综合医院精神(心理)科]、各级政府及有关部门开办的机构(如老年活动中心、妇女之家、残疾人康复机构等)、有资质的社会心理健康服务、县(市、区)、乡镇(街道)、村(社区)设置的社会心理服务机构、各类院校心理咨询中心、企事业单位设置的员工心理援助相关部门等。

119. 为什么要重视心理健康教育

当遇到心理问题经自我调适或/和亲友帮助后仍未得到缓解,致正常生活受到影响时,应尽早到心理健康服务机构寻求帮助;当周围的人出现明显心理行为问题或怀疑某人有精神疾病时,应建议其尽早到精神卫生专业机构进行咨询、检查及诊治。

120. 我国精神卫生标志绿丝带的意义和世界精神卫生日

飘扬的绿丝带——中国精神卫生标志。

绿色代表健康,使人对健康的人生与生命的活力充满无限希望;绿丝带寓意爱心,既是社会和公众对精神病患者的理解与爱心的表达,更是一种倾力支持精神卫生工作和不断完善自身精神健康,共创和谐社会的行动标志;轻盈飘动的绿丝带,象征着快乐和愉悦的心情,是我们实现生命价值、创造美好生活的生生不息的源泉。

世界卫生组织确定每年的 10 月 10 日为"世界精神卫生日"。世界精神卫生日是每年向公众普及和集中宣传精神卫生知识的重要时机,目的是满足公众对精神健康的需求,提高公众精神健康意识,同时提高公众对精神疾病的认识,分享科学有效的疾病知识,消除公众的偏见。